André Hassan Khan

mit Gideon Böss

HEUTE FÜHLT SICH ALLES AN WIE KRIEG

Ein Drohneneinsatz,
ein Trauma und seine Folgen

Rowohlt Polaris

Originalausgabe
Veröffentlicht im Rowohlt Taschenbuch Verlag,
Hamburg, März 2024
Copyright © 2024 by Rowohlt Verlag GmbH, Hamburg
Die Nutzung unserer Werke für Text- und Data-Mining
im Sinne von § 44b UrhG behalten wir uns explizit vor.
Covergestaltung HAUPTMANN & KOMPANIE
Werbeagentur, Zürich
Coverabbildungen Jens Umbach / laif; Shutterstock
Satz aus der Chronicle Text
Gesamtherstellung CPI books GmbH, Leck
ISBN 978-3-499-01301-0

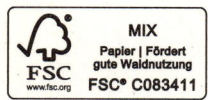

Für Jessy

INHALT

HEUTE FÜHLT
SICH ALLES AN
WIE KRIEG

PROLOG

Am Tiefpunkt meines Lebens angekommen, sitze ich bei meiner Psychologin und kann nicht mehr aufhören zu lachen. Ich kann nicht einmal sagen, worüber ich lache, denn es gibt keinen wirklichen Auslöser. Es überkam mich ebenso plötzlich wie unerwartet und tut mir gut. Ein solches Gefühl hatte ich seit Monaten nicht mehr gespürt. Doch jetzt saß ich hier, berichtete von meinem Leidensweg und konnte nicht mehr anders. Später erfuhr ich, dass es sich dabei um eine wichtige Reaktion des Körpers handelte. Um das Anspringen eines Motors, der viel zu lange nicht mehr funktioniert hatte. Dieses Lachen brach den Panzer auf, den meine Krankheit im Verlauf von drei Jahren um meine Gefühle und zunehmend auch um meinen Körper gelegt hatte.

Natürlich änderte dieser Moment nicht schlagartig alles. Von dort aus war es noch viel Arbeit, die schwere Krise zu überwinden, wegen der ich überhaupt in diesem Therapieraum saß. Aber es ist wichtig, dass der Körper Emotionen zulässt, und Lachen ist eine Emotion. Weinen wäre genauso gut gewesen und hätte sich vermutlich angemessener angefühlt. Aber jeder reagiert anders auf Extremsituationen, und in meinem Fall war es eben dieser Ausbruch an Freude, der mich gleichzeitig aber auch verunsicherte.

Meine Therapeutin hingegen nicht. Sie saß nur da und ermutigte mich, diese Emotionen zuzulassen. Ich war damals schon seit einigen Monaten bei ihr in Behandlung. Im Leben davor hatte ich es als Berufssoldat (der ich weiterhin bin) auf etwa 1500 Einsatztage in siebenundzwanzig Auslandseinsätzen gebracht. Meistens Afghanistan, aber auch Mali, Usbekistan oder Sarajevo im ehemaligen Jugoslawien. Ich gehörte zu den Pionieren im Bereich der ferngelenkten Luftfahrzeuge der Bundeswehr und versorgte als Sensorbediener die Truppe mit wichtigen Informationen aus der Vogelperspektive. Ich war derjenige, der nahezu in Echtzeit eine taktische Erstbewertung der Bilder vornahm, die von der Maschine geliefert wurden. Ich machte meine Arbeit gern. Sie verlangte mir zwar viel ab, aber sie erfüllte mich auch.

Bis zu jenem Ereignis, das meine innere Welt ins Wanken brachte. Die Taliban griffen eine Militärbasis der afghanischen Armee an und metzelten bis zu 256 Menschen nieder. Fast alle ihre Opfer waren unbewaffnet. In der deutschen Presse wurde darüber berichtet, doch bald schon geriet diese Tragödie in Vergessenheit und reihte sich ein in die schier endlose Liste an Anschlägen, Überfällen, Gefechten und Gegenschlägen, die von diesem fernen Ort in die Heimat gemeldet werden. Für mich war dieses Ereignis aber keine Meldung unter vielen. Für mich begann an diesem Tag der Kampf gegen einen heimtückischen Feind, dessen Existenz ich lange ignorierte und dessen Name ich erst viel später erfuhr: PTBS.

«PTBS» steht für «Posttraumatische Belastungsstörung». Eine emotionale Überforderung durch ein Ereignis, das in der Psyche schweren Schaden anrichtet, weil es nicht angemessen verarbeitet wird. In der Folge können eine Reihe von Störungen auftreten, die die Gesundheit dauerhaft ruinieren, wozu unter anderem Schlafstörungen, Angstzustände und Depressionen gehören. Jeder Mensch, der mit belastenden Situationen konfrontiert ist, kann daran erkranken. Bei mir war es eben dieser Anschlag, der mir meine Gesundheit und fast mein privates Glück raubte. Nach Jahren der Verzweiflung und des Leugnens, aber auch der Wutausbrüche und der Ungerechtigkeit gegenüber den Menschen, die mir am nächsten stehen, sah ich endlich ein, dass es so nicht weitergehen konnte. Ich überwand die Scham davor, wie die Kameraden wohl auf diese «Schwäche» reagieren würden, und suchte mir Hilfe.

Lange bevor mir bewusst wurde, dass ich schwer an der Psyche verwundet bin, hatte ich körperliche Veränderungen gespürt. Jede davon verminderte meine Lebensqualität und trug ihren Teil zur permanenten Abwärtsspirale bei. Mein Nacken war fast immer verspannt, und ich entwickelte ein Asthma, das erst im Laufe der Therapie wieder nachließ.

Ich fühlte mich immer isolierter und isolierte mich dadurch selbst immer weiter, wie in einer toxischen Version einer sich selbst erfüllenden Prophezeiung. Ich sprach in dieser Zeit mit niemandem über meine Probleme. Vor allem nicht mit meiner Frau. Warum auch? Was sollte sie mir dazu schon sagen können? Die Welt wird sehr eng, wenn sie nur noch von einem selbst bewohnt wird. So nahm auch die emotionale Unausgeglichenheit zu, und es folgten die ersten Panikattacken.

Irgendwann konnte ich kaum noch aus dem Haus gehen. Die Ängste, die sich in meiner Psyche festgesetzt hatten, verwandelten meinen Alltag in eine Horrorshow. Schon das Schlendern durch eine Einkaufspassage oder der Einkauf im Supermarkt war zeitweise ein Ding der Unmöglichkeit. Jede Bewegung und jedes Geräusch konnten Erinnerungen an jenen Tag in Afghanistan wecken, der in meinem Kopf nie vergangen ist. Mit der Folge, dass ich sofort in Panik geriet.

An diesem Punkt meines Lebens war ich also angekommen, als ich im Behandlungszimmer meiner Therapeutin saß. Nicht mehr in der Lage, auch nur eine Packung Nudeln einzukaufen, meiner Frau und Familie entfremdet und innerlich ohne jede Freude. Wahrlich kein Grund zu lachen. Und doch war dieses Lachen eine Befreiung.

AUS SICHERER HÖHE

Mein Vater war Surfer. Genau genommen war er Soldat, aber als Kind sah ich in ihm immer nur den durchtrainierten Kerl, der unsere Urlaube auf dem Wasser verbracht hat. Mein Vater, sein Surfbrett und die Nordsee. Als Nordlichter fuhren wir immer auf die Insel Römö in Dänemark, wo meine Großeltern einen Saisoncampingplatz hatten. Anfangs reisten meine Eltern mit mir noch im VW-Bus an, später mit dem Wohnwagen. Nach langen Stunden am Strand klangen die Tage immer beim gemeinsamen Grillen aus, wobei es der Qualität des Fleisches nicht schadete, dass Opa Schlachtermeister gewesen war. Auch meine Mutter war in kulinarischer Hinsicht sehr versiert, da sie erst an einer Lebensmitteltheke gearbeitet hatte, bevor sie sich im Versicherungsbereich selbstständig machte und ein eigenes

Unternehmen führte. Sie war ohne Zweifel die gute Fee der Familie, die alles am Laufen hielt, gerade auch in den Phasen, in denen mein Vater unterwegs war – und eigentlich ist sie das heute als stolze Oma immer noch.

So verbrachten wir damals unzählige Tage und Nächte am Strand, von dem aus man bei gutem Wetter sogar bis Sylt sehen konnte. Das war eine tolle Zeit, und vor Kurzem habe ich diese Tradition mit unseren drei Kindern wieder aufgenommen. Einmal Römö, immer Römö. Warum auch nicht, ich hatte schließlich eine schöne und behütete Kindheit. Es spricht also nichts dagegen, sich großzügig an dem zu orientieren, was meine Eltern richtig gemacht haben.

Dass ich durch und durch Nordlicht bin, würde beim Blick auf meinen Personalausweis kaum jemand vermuten. «André Hassan Khan» klingt nach allem, nur nicht nach einer Heimat in Schleswig-Holstein. Aus diesem Namen werden immer wieder die verschiedensten Dinge abgeleitet. Ich sei Moslem, ist dabei die populärste Vermutung. Sie ist aber ebenso falsch wie alle anderen.

Tatsächlich ist es kaum möglich, genauer herzuleiten, woher mein Name stammt. Wir wissen nur, wem wir diesen Exotenstatus zu verdanken haben. Meinem britisch-indischen Urgroßvater Noor Hassan Khan, einer fast sagenhaften Gestalt in unserem Stammbaum, deren Weg nach Deutschland weitgehend im Dunkeln liegt. Als er in Indien geboren wurde und aufwuchs, gehörte das Land als sogenannte Kronkolonie noch zum britischen Weltreich. Als junger Mann heuerte er schließlich auf einem Schiff an, das einer Bremer Werft gehörte. So reiste er als Matrose um die Welt und dabei auch mitten hinein in die politischen Stürme und Katastrophen jener Zeit. Was genau ihn letztlich nach Deutschland verschlug, ist nicht klar. Die Indizien sprechen aber dafür, dass die gesamte Besatzung während des Ersten Weltkriegs in deutsche Kriegsgefangenschaft geriet, nachdem das Schiff entweder von der Marine festgesetzt wurde oder bei Ausbruch der Kampfhandlungen gerade in einem deutschen Hafen lag und nicht mehr auslaufen konnte. Klar ist nur, dass er letztlich auch nach 1918 in Deutschland blieb, als er definitiv kein Gefangener mehr gewesen sein konnte. Und dass er eine Familie hier gründete.

Damit sind die halbwegs gesicherten Fakten auch schon vollständig wiedergegeben. Viel mehr weiß meine Familie nicht über unseren erstaunlichen Vorfahren. Es wurden durchaus erhebliche Mühen in die Ahnenforschung investiert, doch am Ende standen wir eher mit noch mehr Fragezeichen da als zuvor. So könnte unser geheimnisvoller Ahne womöglich Teil der winzigen jüdischen Gemeinde des Subkontinents gewesen sein, aber ebenso gut auch adeliger Abstammung, da dieser Name in Indien auch als Fürstentitel bekannt ist – und mit großer Wahrscheinlichkeit trifft weder das eine noch das andere auf ihn zu.

Im Jahr 1997 hätte ich möglicherweise an einem ganz unerwarteten Ort Neues über diesen Teil meines Erbes erfahren können. Ich war damals für meinen ersten Auslandseinsatz in Sarajevo und lernte dort in einem vom Militär betriebenen Laden, in dem sich die Einsatzkräfte mit allem Nötigen versorgen konnten, zwei indische Soldaten der UN-Truppe kennen. Sie waren ganz begeistert, als sie meinen

Namen hörten, und luden mich noch für denselben Abend zum Essen ein. Leider kam es aber nie zu diesem gemeinsamen Abendessen, da mein Vorgesetzter den Ausflug, wohl aus Sicherheitsgründen, untersagte.

Fest steht also weiterhin nur, dass wir einen ganz erstaunlichen Zweig in unserem Stammbaum haben und dass dieser exotische Name in Deutschland regelmäßig falsch geschrieben wird. «Hassan Khan» ist nämlich der Nachname und kommt ganz ohne Bindestrich aus.

So verworren es auf der väterlichen Seite zugeht, so eindeutig stellt sich die Sache auf der mütterlichen dar. Die Familie meiner Mutter stammt aus Skandinavien, was für ein norddeutsches Kind deutlich naheliegender ist als eine Verbindung in den Fernen Osten.

Weniger gern als in Römö war ich übrigens in der Schule. Ich langweilte mich dort, das war nicht meine Welt, und so ging ich nach der neunten Klasse ab. Zwar mit einem Abschluss, aber eigentlich ohne eine Idee, was ich in Zukunft machen wollte. Grafikdesigner, Tierarzt, Goldschmied? Ich konnte mir alles Mögliche vorstellen, weil ich mir eigentlich nichts vorstellen konnte. Darum ging es erst einmal auf eine Berufsfachschule für Wirtschaft, die ich aber ohne Abschluss abbrach. Also stand ich weiterhin nur mit Hauptschulabschluss da und ohne genaue Vorstellung, was aus mir werden sollte. Immerhin wusste ich aber, was jetzt folgen würde: der Grundwehrdienst.

Für mich stand immer fest, dass ich nicht verweigern würde. Das hatte, so bilde ich es mir jedenfalls ein, nichts mit meinem Vater zu tun, obwohl er Berufssoldat war. Das mag im ersten Moment erstaunen, von außen betrachtet scheint die Sache schließlich eindeutig: Der Junge hat sich seinen Vater zum Vorbild genommen und wollte ihm nacheifern. Aber ich sah in ihm weniger einen Soldaten als einen Vater, der früh am Morgen aufsteht und das Haus verlässt und der nach seiner Rückkehr Sanierungsarbeiten an der Garage vornimmt oder andere Aufgaben übernimmt. Er war ziemlich diszipliniert und damit das genaue Gegenteil von mir in jener Zeit. Ich träumte auch nicht davon, zu werden wie er, sondern war von einer Musikrichtung mit dem zeitlos großartigen Namen «Happy Hardcore» begeistert und trat als DJ auf. Ich konnte mir vorstellen, Tierarzt zu werden. Oder Fotograf. Oder, wie schon erwähnt, Goldschmied. In keiner dieser Richtungen konnte ich in Fußabdrücke meines Vaters treten.

Dass ich letztlich Soldat wurde, lag an meinen Erfahrungen im Grundwehrdienst, in dem ich zum ersten Mal in meinem Leben Verantwortung übernommen hatte und übernehmen musste. Dieses Gefühl, für andere da sein zu müssen, die sich auf einen verlassen, hat mich in meiner Entwicklung enorm vorangebracht, und ich merkte, dass mir diese Art zu arbeiten gefallen könnte. Dass ich später in der Bundeswehr immer wieder auf Kameraden meines Vaters stieß, die sich außerordentlich positiv über ihn äußerten und ihm zum Teil ihre Laufbahnen verdankten, freute mich natürlich. Mein Vater war immer einer von denen, die zögernden Kameraden «Mach das doch einfach!» sagten, wenn sie vor einem weiteren Karriereschritt unsicher waren. Aber letztlich muss ich jeden enttäuschen, der hier eine Art Familientradition erkennen will, denn die gibt es nicht. Die gibt es auch von meiner Seite aus nicht, denn ich werde meinen Sohn nicht drängen, sich für den Soldatenberuf zu entscheiden. Ich würde es ihm aber auch nicht ausreden wollen, wenn er sich dafür interessieren sollte. Das wird seine Entscheidung sein, so wie es damals meine Entscheidung war.

Als mein Grundwehrdienst begann, im Jahr 1995, verließ ich erstmals mein Elternhaus und zog von Neumünster nach Lüneburg, wo sich meine Kaserne befand. Beide Orte trennen zwar weniger als hundertfünfzig Kilometer, die über die Autobahn in neunzig Minuten zurückgelegt werden können, doch für junge Menschen ist das «weit weg». Der Grundwehrdienst tat mir gut. Ich musste Verantwortung übernehmen, wie schon erwähnt, und zwar nicht nur für meine Kameraden, sondern auch für mein Land. Überhaupt hat mir diese Zeit geholfen, mich weiterzuentwickeln und von einem unselbstständigen Teenager zu einem jungen Erwachsenen zu werden, der nicht nur die eigenen Interessen im Kopf hat, sondern auch einen größeren gesellschaftlichen Rahmen sieht. Ich erlebte etwas, fühlte mich gebraucht, und zu guter Letzt wurde ich natürlich auch dafür bezahlt, durch den Wald zu rennen, zu schießen und mich zu tarnen. Der berühmte Satz, dass die Armee die «Schule der Nation» ist, traf auf mich definitiv zu. Zum ersten Mal entwickelte ich für etwas wirklich Ehrgeiz.

Kurzum: Ich wollte weitermachen. Aber da war das Problem mit meinem Schulabschluss. Mit Hauptschule allein wäre ich nicht weit gekommen. Das merkte ich schon, als ich mich für eine Unteroffizierausbildung im Panzerbataillon interessierte. Dafür brauchte es Mittlere Reife oder Hauptschule mit abgeschlossener Berufsausbildung. Beides hatte ich bisher nicht, weswegen ich im Nachschubbataillon anfing und parallel in Cuxhaven eine sechsmonatige Ausbildung zum Bürokaufmann machte. Dadurch öffneten sich weitere Türen, und so wurde ich im Laufe der Zeit unter anderem Nachschubbuchführerunteroffizier und später Nachschubunteroffizier (ja, das sind zwei verschiedene Positionen). Damit gehörte ich dem Bereich Logistik an. Wir Logistiker achteten, grob gesagt, darauf, dass Schrauben, Reifen und sonstige Ersatzteile alle da waren, wo sie sein sollten. Und vor allem waren wir dafür verantwortlich, dass der Nachschub möglichst schnell und reibungslos bei den jeweiligen Truppenteilen ankam. Das machte ich bis zum Jahr 2000, also die ersten fünf Jahre bei der Bundeswehr.

Pünktlich zum Jahrtausendwechsel wechselte auch ich, und zwar zur Luftwaffe. Zu Beginn übermittelte ich als Flugdatenbearbeiter die Flugpläne an den Tower, später wurde ich Flugberatungsmeister und entwarf die Flugpläne selbst. Schließlich stieg ich in der Hierarchie zu so etwas wie dem Vorgesetzten der Flugberatungsmeister auf.

Im Jahr 2009 dann fiel mir die Ausschreibung einer höheren Kommandobehörde auf: Wer Interesse an einer Ausbildung an und mit dem ferngelenkten Luftfahrzeug Heron 1 habe, hieß es dort, solle sich gerne bewerben.

Umgangssprachlich und in den Medien werden Maschinen wie die Heron 1 meist als «Drohnen» bezeichnet, was aber nicht korrekt ist, weswegen ich diesen Begriff nicht verwende. Auf meinem Instagram-Account, auf dem ich seit Langem über meinen Beruf und meine Einsätze informiere, habe ich dazu vor Jahren eine Begründung veröffentlicht:

Immer wieder hört man die verschiedensten Begriffe zur unbemannten Luftfahrt. Wie z. B.: UAV-Drohne RPA UAS RPAS MALE HALE FEMALE UCAV LOS BLOS PO TacOp AVO RP RPA-F WSOp – und was nicht noch alles.

Nehmen wir mal Begriffe, die meinen Job betreffen.

Unsere Besatzung besteht aus 2 Operatoren. Links sitzt der TacOpMstr oder TacOpOffz (Tactical Operator Meister / Tactical Operator Offizier) und bedient die Sensorik + taktischen Funk mit unseren Bedarfsträgern. Rechts sitzt der RPA-F (Remotely Piloted Aircraft-Führer), dieser führt das Luftfahrzeug und macht den Flugfunk und taktischen Funk, wenn nötig. Zusammen bilden wir die RPAS (Remotely Piloted Aircraft System) Besatzung. Und unterstützen uns gegenseitig, wenn es die eigene Workload zulässt.

Das RPA (Remotely Piloted Aircraft) ist eines der MALE (Medium Altitude Long Endurance) Klasse und ist als «normaler» Teilnehmer im Luftraum zulassungspflichtig.

Wir können unter LOS (Line Of Sight), also Richtfunkverbindung, oder BLOS (Beyond Line Of Sight), sprich Satellitenkommunikation, unterwegs sein.

Eines möchte ich betonen, wir sind keine Drohne. Denn das sind eher Männchen der Honigbiene mit etwas größerem, plumperem Körper, die keinen Stachel besitzen und sich überwiegend von den Arbeitsbienen füttern lassen.

So viel zu meiner Sicht auf dieses Thema, die den meisten vermutlich übertrieben vorkommt, zumal sogar die Bundeswehr selbst salopp von «Drohnen» spricht. Aber als Experte hat man eben so seine Empfindlichkeiten.

Zurück zur Ausschreibung. Erstaunlich an ihr waren gleich mehrere Dinge. Zum einen, dass die Bundeswehr damit endlich den Aufbau einer eigenen Staffel von ferngelenkten Aufklärern anging, um damit eine klaffende Lücke in den Fähigkeiten der Armee zu schließen. Immerhin wurden diese Fluggeräte schon seit Mitte der Neunzigerjahre intensiv eingesetzt. Der Predator der Amerikaner etwa hatte im Jahr 1995 seinen Erstflug. Die Bundeswehr hinkte der Entwicklung dramatisch hinterher. Wobei das nicht heißt, dass sie gar keine ferngelenkten Luftfahrzeuge besaß, nur waren diese in allen Bereichen eingeschränkter als die Heron 1. Sie hatten geringere Reichweiten (140 Kilometer zu 1000 Kilometern), geringere Flughöhen (4000 Meter zu 10 000 Metern), geringeres Startgewicht (172 Kilogramm zu 1,2 Tonnen) und eine geringere Höchsteinsatzzeit (6 Stunden zu 27 Stunden). Die Heron 1 verhielt sich zum bisherigen Bestand wie ein Porsche zu einem Dreirad, um es ein wenig überspitzt auszudrücken.

Mit ihr begann ein neues Zeitalter in der Bundeswehr, das der unbewaffneten und ferngelenkten Luftfahrzeuge. Als ich die Ausschreibung las, hatte ich sofort Lust, Teil dieser Geschichte zu werden. Ungewöhnlich war auch, dass die Ausschreibung explizit darauf hinwies, dass Bewerbungen an den eigenen Vorgesetzten vorbei eingereicht werden konnten. Damit sollte ausgeschlossen werden, dass diese einen

Wechsel erfolgreich verhinderten. Fachkräfte waren damals schon so rar gesät wie heute.

Für mich kam diese Chance genau zur richtigen Zeit, denn in meiner bisherigen Tätigkeit hatte ich so langsam einen Punkt erreicht, an dem mich die Arbeit nicht länger ausfüllte und keine weiteren Karriereschritte zu erkennen waren. Außerdem kam mir entgegen, dass gute bis sehr gute Englischkenntnisse vorausgesetzt wurden. Zwar hatte ich nur einen Hauptschulabschluss, aber offenbar verfüge ich über eine gewisse Fremdsprachenbegabung, denn im Englischen war ich immer stark gewesen, und im Zuge der Ausbildung zum Flugberater hatte ich eine hervorragende Zusatzausbildung erhalten. Da ich auch sonst alle Kriterien erfüllte, entschied ich mich für eine Bewerbung.

Ich wurde tatsächlich ausgewählt. Neben meinen Englischkenntnissen spielte auch meine mehrjährige Erfahrung als Flugberater eine wichtige Rolle. Ein klassisches Bewerbungsgespräch fand übrigens nicht statt, und das aus dem einfachen Grund, dass niemand so wirklich wusste, was für einen Schlag Mensch es für diese Tätigkeit braucht. Wie gesagt, alle betraten damals Neuland. Auch die Bundeswehr selbst.

Noch im selben Jahr begann die Ausbildung. Sie fand nicht in Deutschland statt, sondern in einer der Nationen, die im Bau ferngelenkter Luftfahrzeuge führend sind: Israel. Mich hatte dieses Land immer fasziniert, und dass wir ausgerechnet dort nun die Bedienung der Heron 1 erlernten, machte diese Reise noch spannender.

Gerade Tel Aviv ist eine sehr westliche Stadt. Sie hat ein

tolles Nachtleben, eine junge und multikulturelle Bevölkerung, schöne Strände und tolle Cafés. Ich liebe das Essen dort und die Offenheit und Freundlichkeit der Menschen. Tel Aviv ist etwa bekannt für seine Toleranz gegenüber queeren Menschen, und das in einer Weltregion, in der gleichgeschlechtliche Beziehungen ansonsten verboten sind und zum Teil mit dem Tod bestraft werden.

Die Ausbildung selbst dauerte von November 2009 bis März 2010, und sie war sehr intensiv, gerade für jemanden wie mich. Zwar kam ich aus der Luftwaffe und hatte vorher Flugpläne und Briefings erstellt, aber die Luftfahrt an sich war für mich, wie es so schön heißt, Neuland. Wir lernten also, wie man die Heron 1 bedient, was ebenso interessant wie anstrengend war. Was manchen Deutschen vielleicht erstaunen wird, ist die Herzlichkeit, die uns in Israel auch in der Uniform der deutschen Bundeswehr entgegengebracht wurde. Wir waren «The Germans», aber angesprochen wurden wir nicht auf die deutschen Verbrechen der Vergangenheit, sondern auf das Berliner Nachtleben der Gegenwart. Man hatte den Eindruck, jeder junge Israeli war schon mal in der deutschen Hauptstadt gewesen. Beim Barbier erhielten wir denselben Rabatt, den der Besitzer israelischen Soldaten aus Respekt und Dankbarkeit für ihren Dienst gewährte. Das Lernpensum war beträchtlich, aber zugleich war es eine bereichernde und ausgesprochen schöne Zeit.

Danach fing eine neue Phase in meinem Leben an. Ich war nun Sensorbediener für ein ferngelenktes Luftfahrzeug und gehörte damit zu den Pionieren in der Bundeswehr. Entsprechend nahm auch die Zahl der Auslandseinsätze zu. Bis 2020 sollten es 27 Einsätze beziehungsweise knapp 1500 Einsatztage werden, die meisten davon in Afghanistan.

Damit begann natürlich auch eine neue Phase in meinem Privatleben. Was vielleicht eine gute Gelegenheit ist, von meiner Ehefrau Jessy zu erzählen. Die Liebe meines Lebens, die mir in den dunkelsten Tagen zur Seite stand. Dabei war das zwischen ihr und mir zu Beginn eines ganz bestimmt nicht: Liebe auf den ersten Blick. Aber immerhin auf den zweiten oder, sagen wir besser mal, dritten Blick. Wir wuchsen beide in Neumünster auf und hatten Freundeskreise, die sich lose überschnitten. Gerade genug, damit ich wusste, dass Jessy ein verwöhntes Mädel war, das ein Pferd hatte und Cabrio fuhr. Darum kannte ich sie zuerst unter dem Namen «Cabrio-Else». Umgekehrt fiel ihre Ferndiagnose ähnlich aus: Sie hielt mich für einen Schnösel (der übrigens ebenfalls ritt, was noch eine Rolle spielen wird).

Wir kamen als Jugendliche nicht zusammen, und es sprach auch lange nichts dafür, dass das überhaupt jemals passieren sollte. Der sporadische Kontakt über unsere Bekannten schlief irgendwann ein und, noch wesentlich wichtiger, ich heiratete eine andere Frau. Allerdings ging diese Ehe schon nach eineinhalb Jahren in die Brüche. Im Nachhinein erfuhr ich, dass Jessy exakt das vorausgesehen hatte, als sie von meiner Heirat hörte.

Nun war ich zwar immer noch jung, aber schon einmal geschieden. Und das im beginnenden 21. Jahrhundert. Was macht man da also? Richtig, man sucht auf Dating-Plattformen die nun aber wirklich ganz große Liebe. Ich schrieb eine Frau an, die mir interessant erschien, und erst, als ich eine Antwort erhielt, merkte ich, dass ich die Cabrio-Else kontaktiert hatte. Übrigens war es nicht gerade eine Antwort, die mir Hoffnung machen sollte. Sinngemäß (oder vielleicht auch wortwörtlich) lautete sie: «Wir mögen uns nicht, lass das mal lieber.»

Aber irgendwie ließen wir es beide nicht, und so brachte uns der Pferdesport zu unserem ersten Date, das wir damals noch verdruckst «Treffen» nannten. Ich ritt damals eine recht schwierige Trakehner-Stute und meinte im Spaß zu Jessy, dass sie mir doch mal zeigen soll, wie sie dieses störrische Tier bändigen würde. Sie hatte schließlich selbst Erfahrung, und nicht nur das, ihre Eltern züchteten sogar Trakehner. Wir hatten also unsere ersten Dates im Stall zwischen Pferdemist und Stroh, und wir merkten schnell, dass wir überraschend gut harmonierten. Wobei wir in die Beziehung eher zufällig hineinstolperten. Das klingt jetzt nicht romantisch, aber ich meine damit eigentlich, dass wir über lange Zeit keinen festen Plan im Kopf hatten, wohin das führen soll. Wir verstanden uns gut, wir trafen uns gerne, und schließlich wurde mehr draus. Wir heirateten im Sommermärchenjahr 2006. Sie zum ersten und ich zum zweiten Mal.

Ich würde Jessy als sehr präsente Persönlichkeit bezeichnen. Sie hält mit ihrer Meinung nicht hinterm Berg, was toll, aber auch anstrengend sein kann. Erhellend ist es immer. Na gut, fast immer. Ihr kommt in Diskussionen zugute, dass sie offenbar Elefanten unter ihren Vorfahren hat und darum über ein irritierend gutes Gedächtnis verfügt. Sie scheint einfach nichts zu vergessen und erinnert mich manchmal an

Dinge, die ich vor zehn Jahren mal beiläufig erwähnt habe. Beruflich ist sie nach mehreren Stationen, bei denen sie zum Teil deutlich mehr Geld verdiente, aber nie zufrieden war, in der Betreuung von Demenzkranken gelandet. Das macht sie wahnsinnig gerne, und sie ging ganz darin auf. Im Moment pausiert sie, um sich um unsere drei Pflegekinder zu kümmern.

Schon lange davor war sie in unserer Ehe diejenige, die deutlich mehr stemmen musste. Ich war, wie gesagt, 1500 Tage im Einsatz. Das sind insgesamt über vier Jahre, in denen ich nicht da war. Was ja nicht heißt, dass zu Hause das Leben einfror, bis ich wieder in der Tür stand. Der Alltag ging weiter, nur eben ohne mich und für Jessy ohne ihren Ehemann. Es mussten weiter Rechnungen bezahlt, Behördengänge unternommen und soziale Verpflichtungen erfüllt werden. Und Jessy machte das in all der Zeit allein. Über vier Jahre lang.

Wenn andere Leute so lange auf ihren Partner warten müssen, dann meistens, weil dieser eine Haftstrafe absitzt. Jessy ertrug das Warten mit einer beeindruckenden Tapferkeit, und dieses Wort habe ich hier bewusst gewählt, weil die Opfer, die Partner von Soldaten erbringen, zu wenig beachtet und gewürdigt werden. Sie versuchte immer, es ein wenig salopp klingen zu lassen, wenn sie erfuhr, dass ich wieder für Monate weg sein würde, und sprach vom Dienst am Vaterland, bei dem so etwas eben dazugehört. Aber natürlich freute sie sich nicht darüber und litt im Stillen. Vermutlich viel mehr, als ich mir das klargemacht hatte.

Womöglich gibt es auch Neid, der im Partner wächst,

wenn der andere etwas erlebt und «rauskommt», während man selbst zurückbleibt in den immer selben eigenen vier Wänden, um das Nest für den anderen warmzuhalten. Das ist alles nicht schön, lässt sich aber auf gewisse Weise nicht vermeiden. Wenn einer mehrere Monate im Jahr unterwegs ist, kann der andere das nicht ebenfalls sein. Die ständige Entfernung würde solche Fliehkräfte hervorrufen, dass es die Beziehung in kürzester Zeit auseinanderreißen würde. Es braucht jemanden, der die Stellung hält und ein emotionales Zentrum bildet. Anders geht's nicht.

Eine Sache gibt es jedoch, bei der ich mir im Nachhinein sehr wohl Vorwürfe mache und mich frage, wie ich da so ignorant sein konnte. Nachdem wir über längere Zeit erfolglos versucht hatten, ein Kind zu bekommen, gingen wir in eine Kinderwunschklinik. Das heißt, Jessy ging da allein hin. Mit meinem Sperma, aber nicht mit mir. Ich war schon wieder im Einsatz. Ich war im Einsatz, als die künstliche Befruchtung vorgenommen wurde, und ich war im Einsatz, als sie scheiterte. Und das heißt auch, dass ich in all diesen emotional schwierigen Momenten nicht an Jessys Seite war. Aus heutiger Sicht ist das für mich unentschuldbar und in keiner Weise nachvollziehbar. Aber damals sah ich es offenbar anders.

Mein Beruf belastete unsere Ehe tatsächlich schon, lange bevor meine PTBS richtig ausbrach. Als wäre es ein düsteres Vorzeichen, ging das Ganze bereits mit der Ausbildung an der Heron 1 los. Ich freute mich riesig, als ich die Zusage erhielt, nur um direkt danach einen Tiefschlag zu erhalten. Der Termin für die Ausbildung in Israel lag genau in der Zeit, für die Jessy und ich schon einen Urlaub in Dänemark gebucht hatten. Wir mussten also stornieren, etwas anderes kam nicht infrage. Damit begann eine Zeit der Entbehrungen, ohne dass es uns bewusst war.

Später, nach der Totgeburt unserer Sternenkinder Noah und Levi und dem Einzug unserer Pflegekinder, als die PTBS immer massiver mein Leben und das meiner Frau beschädigte, hatte Jessy weiterhin die Kraft, mich auf meine Fehlentwicklung hinzuweisen. Trotz meiner ausbleibenden Einsicht und trotz meiner Launen. Dazu gehören Mut und die Bereitschaft, den anderen nicht aufzugeben. Ich nahm ihre Warnungen lange nicht ernst, was ein Teil des Dramas bei der PTBS ist. Auf gewisse Weise ist sie mit Demenz zu vergleichen, mit der Jessy ja beruflich zu tun hatte, denn sie schleicht sich lautlos an, und wenn man ihr Ausmaß begreift, ist sie oft schon weit fortgeschritten. Jessy gab jedoch nie auf und kämpfte um mich und uns und um unsere kleine Familie.

Ich bin nicht religiös, aber wäre ich es, würde ich mich gesegnet fühlen, eine solche Partnerin an meiner Seite haben zu dürfen. Uns verbindet eine ganz tiefe Liebe, und ich sage Jessy das vermutlich viel zu selten. Vielleicht sollten wir auch einfach mal wieder in den Stall, zwei Trakehner füttern und dann mit ihnen ausreiten.

Aber jetzt erst mal zurück zum Anfang. Als wir ein Paar wurden, war ich schon seit zehn Jahren Soldat, wobei in den ersten Jahren Auslandseinsätze noch die Ausnahme von der Regel darstellten. Als sich das durch meine neue Aufgabe als Sensorbediener änderte, machten wir uns Gedanken, inwiefern das unsere Beziehung beeinflussen würde. Dass lange Trennungen eine schwere Prüfung sind, die längst nicht jede Beziehung besteht, war uns bewusst. Gerade unter Soldaten gibt es unzählige Geschichten von Paaren, die zu Beginn dachten, jede Trennung auf Zeit überstehen zu können, und die schließlich doch an der Realität scheiterten. Es geht hier ja nicht um Trennungen, die vielleicht mal zwei Wochen dauern. Manchmal sind es bis zu drei Monate oder länger, und das nicht nur einmal im Jahr. Bei mir pendelte es sich irgendwann bei drei Einsätzen im Jahr ein, die jeweils acht Wochen dauerten. Damit schlief meine Frau die Hälfte der Zeit allein in unserem Ehebett.

Bei Auslandseinsätzen kann auch die Zeitverschiebung erschwerend hinzukommen, die im Fall von Afghanistan mit etwa zweieinhalb Stunden noch halbwegs im Rahmen ist. Und dann ist da noch die ständige Angst, dass dem anderen etwas passieren könnte. Ein Auslandseinsatz ist schließlich keine Geschäftsreise, sondern die Beteiligung an einem Krieg. Das heißt nicht, dass der Partner im Einsatz frei von Sorgen ist, aber die Ausnahmesituation, in der er sich befindet, macht es für ihn leichter, sich ganz auf den Job zu konzentrieren.

Kurzum: Es ist nicht überraschend, dass so viele Beziehungen zwischen Berufssoldaten und ihren Partnern scheitern. In der US-Armee ist der sogenannte Dear John Letter, also der Lieber-John-Brief, berühmt und gefürchtet. So wird der letzte Brief einer Ehefrau oder Freundin genannt, in dem sie den Partner in der Armee nüchtern über das Ende der Beziehung in Kenntnis setzt. (Dass heute Beziehungen eher nicht mehr mit Briefen beendet werden, sondern mit SMS,

WhatsApp-Nachrichten oder E-Mails, ändert nichts am Ergebnis.)

Ich erhielt nie einen Dear John Letter. Jessy und ich erlebten die ersten Auslandseinsätze sogar als Bereicherung, da wir uns danach immer wieder auf eine neue Weise kennenlernten, wie wir damals fanden. Wenn ich zu Hause war, unternahmen wir lange Reisen und erlebten viele spannende Dinge. Über allem lag unausgesprochen die Gewissheit, dass ich in wenigen Wochen wieder aufbrechen musste. Doch über lange Zeit hinweg gelang es uns tatsächlich, aus dieser herausfordernden Situation das Beste zu machen.

Im Laufe der Zeit fingen die Auslandseinsätze aber doch an, die Beziehung zu belasten. Nicht auf eine solche Weise, dass sie daran zu zerbrechen drohte, zumindest empfand ich das nicht so. Aber die Leichtigkeit war nicht mehr da. Wir hatten nicht mehr dieses Gefühl, nach meiner Heimkehr eine besondere Zeit zu haben. Zumal im Terminkalender immer schon das Datum der nächsten Abreise näher und näher rückte. Es konnte sein, dass ich zweieinhalb Monate im Einsatz war, dann heimkehrte und schon wenige Wochen später erneut im Flugzeug nach Afghanistan saß. Auf Dauer hält das keine Beziehung aus, und ich vermute, dass Jessy viel mehr still weggesteckt hat, als ich damals bemerkt habe. Wenn ich zu Hause war, stritten wir mehr als früher. Viel mehr. Wir reisten immer weniger und erlebten damit auch kaum noch Neues zusammen. Bestimmt hätte Jessy sich gewünscht, dass ich die Zahl der Auslandseinsätze deutlich reduziere oder sie ganz sein lasse, aber in jener Zeit dachte ich darüber nicht viel nach. Das kam erst später, nachdem die Erkrankung mich mit voller Wucht gegen einen Brückenpfeiler des Lebens geschleudert hatte.

Was nicht unter den Auslandseinsätzen litt, war mein sonstiges Sozialleben. Aus dem einfachen Grund, dass es schon mit Beginn meines Grundwehrdienstes praktisch aufgehört hatte zu existieren. Mit dem Eintritt in die Bundeswehr löste sich mein alter Freundeskreis auf. Ich weiß nicht mal genau, warum eigentlich. Aber vermutlich ist eine solche Zeit des Umbruchs immer eine der sich trennenden Lebenswege. Schließlich waren auch die anderen aus meiner Clique dabei, in eine neue Phase ihres Lebens überzugehen. Wie auch immer. Fakt ist jedenfalls, dass ich meinen heute besten Freund erst viel später, im Jahr 2012, kennenlernte.

Damit verkümmerten auch die Hobbys, die ich bis dahin betrieben hatte. Ich hatte im Privaten gern elektronische Musik aufgelegt und Spaß am Entwerfen von Grafiken und Flyern, aber für nichts davon hatte ich noch ausreichend Gelegenheit. Bei den Auslandseinsätzen blieb mir dann oft nur das Fitnessstudio. Wobei das mehr an mir als an einem Mangel an Möglichkeiten lag, denn an sich wird in einem Feldlager erstaunlich viel geboten. Von Tanzkursen über Spieleabende bis hin zu Comedy-Auftritten kann dort das Programm reichen. Doch im Einsatz fehlte mir die Ruhe, um mich auf solche Veranstaltungen einzulassen.

Wie lief ein typischer Einsatztag ab? Meist erhielten wir zwei Tage vorher Bescheid, dass wir einen Einsatz fliegen würden, oft aber auch erst am Vortag. Bei Notfällen mussten wir natürlich auch kurzfristig ran. Wenn ich am Morgen zum ersten Team des Tages gehörte, stand ich zwischen 3:30 und 4:00 Uhr auf und machte erst mal Sport. Danach tat ich etwas, das jeden Fitnesstrainer fassungslos machen wird, ich rauchte eine Zigarette und trank Kaffee und rauchte dann vielleicht noch eine zweite Zigarette. Zumeist in Gesellschaft anderer Kameraden der Heron-Crew. Nun folgte die Vorbesprechung des Einsatzes, wozu auch ein Wetter-Briefing für den Ort gehörte, den wir ansteuern würden. Wenn keine Fragen mehr offen waren, unterschrieben wir mehrere Formulare und bestätigten damit, die gerade gehörten Daten mitgeteilt bekommen zu haben.

Erst jetzt ging es in die Maschine beziehungsweise in die Bodenkontrollstation, wo noch weitere Aufgaben warteten, wenn man an diesem Tag das erste Team im Einsatz war. So mussten die Systeme gründlich gecheckt werden, bevor die Heron 1 vom Flughafen aus starten konnte. Wer nicht das erste Team bildete, sondern eines ablöste, musste zwar diese Checks nicht vornehmen, erhielt dafür aber eine umfangreiche Übergabe: War irgendetwas ungewöhnlich, hatte sich etwas am Einsatzbefehl geändert, gab es irgendwelche Probleme, war das Wetter umgeschlagen?

Der eigentliche Einsatz besteht wiederum aus wahnsinnig viel Routine. Ein Sensorbediener starrt konzentriert auf seine Bildschirme, und das über Stunden hinweg. Immerhin galt die Regel, dass nach spätestens vier Stunden eine Ablösung erfolgen muss. Diese Auszeiten sind in der Tat entscheidend. Niemandem hilft es schließlich, einen übermüdeten Sensorbediener in der Bodenkontrollstation sitzen zu haben. Dieser Job verlangt einem viel Geduld und Konzentration ab. Stellen Sie sich vor, im Fernsehen würden «Die schönsten Bahnstrecken der Welt» laufen und sie müssten den Zug, der durch eine sich praktisch nie verändernde Landschaft hindurchfährt, aufmerksam beobachten. Immer in dem Bewusstsein, dass jederzeit etwas passieren könnte. Wenn Sie nach fünfzehn Minuten noch immer konzentriert auf den Bildschirm starren würden, wäre das eine große Überraschung – und vielleicht ein Grund, sich bei der Bundeswehr im Bereich der Luftaufklärung zu bewerben.

Ich beobachtete aber nicht die schönsten Eisenbahnstrecken der Welt, sondern die karge Landschaft Afghanistans. Da konnte auf und neben einer verstaubten Straße für lange Zeit nichts passieren, und trotzdem musste ich immer darauf gefasst sein, blitzschnell auf eine veränderte Lage zu reagieren. In der Nacht war es noch herausfordernder, da die Sinne dann weniger Reize verarbeiten können. Hinzu kommt, dass der Container, von dem aus wir unsere Einsätze flogen beziehungsweise fernlenkten, von einem ständigen Brummen, Surren und Dröhnen der Klimaanlage und der Kühlung für die Computer erfüllt war. Auf Dauer ist auch diese permanente Geräuschkulisse zermürbend. Vier Stunden sind unter diesen Bedingungen wirklich das Limit. Bei uns pendelte sich das Pensum irgendwann bei zwei bis höchstens drei Stunden ein – wobei in Notfällen natürlich auch diese Zeiten überschritten werden durften.

In meinem Instagram-Account habe ich versucht, einen Eindruck davon zu vermitteln, wie ein Ernstfall aussehen kann:

Ein standard flight wie irgendwie jeder andere auch. Heute gibt's ganz großen Spaß. Area search oder auch «Durchkämmt die Wüste!». Natürlich machen wir diesen Job auch mit großer Präzision, nur fällt es mir manchmal schwer, ALLES vermeintlich Verdächtige zu erkennen. Ist es der Steinhaufen am Rand oder die Menschenansammlung kurz nach dem Abendgebet? Im Prinzip kann es alles sein. Also ist man ziemlich häufig am Melden. Da nicht abzustumpfen, ist auch eine Kunst. Nebenbei noch fix gescannt, ob die Kräfte des Gastlandes dort sind, wo sie sagen, dass sie es wären, und boom ☀ RPG – rocket-propelled grenade – schlägt ein. Wo kam es her? Gut, dass die Mission aufgenommen wird, wir spulen zurück und checken den point of origin. Währenddessen schaue ich nach Schäden! Ob es Gefallene gibt, versuche ich zu checken. Aber bisher strahlt das Feuer zu stark.

Von wo kam der Angriff noch gleich? Irgendwo aus dem Westen. Wir scannen. Aber nichts zu sehen. Die 3000 Stunden unbemannt lehrten mich viel, manchmal muss man auch mal abwarten können. Ich will es blitzen sehen, ich brauche das Mündungsfeuer. Nein, kein «Geil, es knallt!», sondern erst dann kann ich den point of origin lokalisieren. Weit herausgezoomt, kann ich das komplette Tal überblicken. Ein Fluss trennt die östliche von der westlichen Seite. Dichter Bewuchs und Gebirge machen die Arbeit nicht leichter. Im Infrarot warte ich ab, ich kann es förmlich spüren. 4 Augen schauen gebannt auf den Monitor. Eine Crew besteht immer aus einem Piloten und einen Tactical Operator.

«Dort! Zooming in, den Vogel in den Osten, camera facing north north west!»

Eine halbe Runde noch, und da sind sie. 5 Personen, wahrscheinlich männlich, AK-47 ... Kurze Pause ... nur 4 Personen bewaffnet. Alle weiße Hosen, graue Weste und Kopfbedeckung.

Ein Vollkreis ist geflogen, Nummer 5 hat ein RPG! Position ist gemeldet. Wir werden zurückgeschickt, battle damage assessment muss gemacht werden. 2 HMMWV sehen intakt aus, der 20-Fuß-Container im Checkpoint, brennt! Die Strahlung ist schon weniger.

Bodycount 5.

Ein weiterer Einsatzbericht:

TIC TIC TIC, ich melde, von wo das Feuer kommt, man kann es auf dem Funk von unseren Kameraden hören. Allmählich steigt die Temperatur in der Bodenkontrollstation, und alle arbeiten hochprofessionell. Nur das Nötigste wird gesprochen. Wieder der Funk, ein kurzes Lage-Update, kein feindliches Feuer derzeit zu spüren. Das ist gut! Ich habe die Insurgenten auf dem Screen. Schwarze Hitzesignaturen bewegen sich. Ich hab eine Ahnung, es sieht so aus, als wenn die sich neu formieren. Nicht untypisch asymmetrisch halt. Die Lage ist bitterernst, ich sehe wieder Schüsse brechen. Klare Hitze-Blibs fliegen durchs Bild. Per Funk die Bestätigung, unsere Kameraden fangen das Feuer. Schnell steigt der Puls nochmals. Close air support ist nicht verfügbar, steht im Chat, ich leite es weiter. Wieder die bullets auf dem Funkkreis.

Break Break Break

Und auch scheinbare Routineflüge konnten schnell in gefährliche Situationen übergehen:

Ein ganz normaler Flug in einem ganz normalen Kriegs-Environment irgendwo weit weg von zu Hause. Es ist Nacht, ich mag es, alles ist so ruhig und irgendwie friedlich. Der Job ist easy, durchkämmt die Wüste. Ich drehe jeden Stein um, wer um diese Zeit unterwegs ist, hat in der Regel nichts Gutes geplant. Ein kurzes Lage-Update gibt mir die Truppen im Raum. Das habe ich im Kopf abgespeichert, und weiter gehts. Infrarot ist angesagt, je heißer, desto schwärzer.

Nach ner Menge Landschaft endlich die Ausläufer einer Ortschaft, compounds kommen ins Bild. Einige Kameraden sollten nicht unweit ihre Stellungen zur Nacht bezogen haben. Bewegung, und ich zoome rein. Es sind Personen, wahrscheinlich männlich. Ob Waffen im Spiel sind, kann ich noch nicht sagen. Ich bleibe dran und checke die Umgebung, wo könnte das Ziel sein? Waren hier nicht irgendwo unsere Leute? Ein Blick auf die Karte sagt ja. Mein Puls wird schneller. Per Funk wird Meldung an den Groundforce Commander erstattet. Tragen sie Waffen? Immer noch nichts gesehen, stopp, da sah es so aus, als ob auf der Schulter was wäre. Wir gehen dichter ran und schauen von der anderen Seite, und ja, positiv! Ich melde: Einige sind bewaffnet, Anzahl ca. 10–15 Personen. Mein

Ziel geht weiter, die Formation wird taktischer. TIC TIC
TIC, ich melde, von wo das Feuer kommt, man kann es auf
dem Funk von unseren Kameraden hören.

So vergingen meine Einsatztage. Über Jahre hinweg änderte
sich daran wenig. Vor Ort, in unserem Feldlager, ging es die
allermeiste Zeit über ruhig und sicher zu. Aber wir wussten
natürlich, dass der Schein trog, dass es da draußen gefährlich
war und die Bedrohung durch die Taliban ungebrochen blieb.
Wie sollten wir das auch vergessen? Wir standen schließlich
oft Spalier, wenn gefallene Kameraden aus Deutschland oder
einer der anderen am Einsatz beteiligten Nationen in ihre
Heimat ausgeflogen wurden.

Wir befanden uns in einer kontrollierbaren, aber an-
gespannten Lage, wie es für eine solche Situation in kühler
Militärprosa heißt. Schon 2009 hatte der damalige Verteidigungsminister Karl-Theodor zu Guttenberg gesagt, dass es
sich um einen «kriegsähnlichen Zustand» handele und dass
er jeden Soldaten verstehe, der sich im Krieg wähnt. Genau
das war auch die vorherrschende Meinung im Feldlager
selbst. Wenn du von Ort A nach Ort B fährst und dabei aus
dem Hinterhalt beschossen wirst, ist das Krieg. Wir vom
Team Heron 1 hielten die Lage ohnehin für sehr angespannt,
da wir mithilfe der ferngelenkten Luftfahrzeuge sahen, wie
es draußen im Land zuging. Zugleich erfüllten wir eine wertvolle Aufgabe, auch für unsere Kameraden: Wenn Hinterhal-
te oder Sprengfallen oder verdächtige Menschen durch Luftaufklärung entdeckt werden, kann das im wahrsten Sinne
Gesundheit und Leben der Bodentruppen retten.

Mit den Einheimischen selbst hatten wir wenig Kontakt, und wo er doch bestand, blieb eine nicht zu überbrückende Sprachbarriere. Ich erinnere mich an zwei einheimische Servicekräfte, die in den Fluren und Sanitäreinrichtungen unserer Wohnblöcke putzten. Beide machten einen sympathischen Eindruck, und eines Tages bot ich beiden ein Honigbrot an. Nachdem mit Händen und Füßen klargemacht war, dass es halal ist, nahmen sie es schließlich an. Tiefer gingen die Begegnungen vor Ort nicht. Die beiden Männer grüßten mich, wenn wir uns begegneten, und irgendwann war nur noch einer der beiden da. Als es 2015 lange Unsicherheiten gab, ob wir im Land bleiben würden oder nicht, änderte sich sein bis dahin ruhiges und fast stoisches Verhalten. Er beschimpfte mich einmal sogar. Ich weiß nicht, worum es ging, aber ich kann es mir denken. Bei ihm lagen die Nerven blank, weil er nicht wusste, ob wir abziehen und das Land einer unsicheren Zukunft überlassen würden, die womöglich eine Rückkehr der Taliban an die Macht bedeutete – zu der es nach dem tatsächlichen Abzug 2021 dann auch kam.

Vermutlich haben wir vor Ort einiges an Vertrauen und Sympathien verspielt, weil es immer wieder solche Phasen der fehlenden Kontinuität gab, die auch viele Gegner der Taliban verunsichert haben werden. Andererseits war immer klar gewesen, dass wir eines Tages abziehen würden. Vor allem die Amerikaner hatten die afghanische Armee über Jahre hinweg auf den Moment vorbereitet, ab dem sie die Sicherheit im Land allein gewährleisten musste. Wie verheerend das ausging, dürfte jedem bekannt sein. Aber ich bin kein Politiker oder politischer Analyst und werde deshalb hier auch keine große persönliche Meinung zum Ablauf und Abschluss des Afghanistaneinsatzes kundtun.

Wir vom Team Heron 1 waren zwar vor Ort und steuerten unsere Maschinen nicht aus Tausenden Kilometern Entfernung, wie es unter anderem die Amerikaner machen, trotzdem bildeten wir innerhalb der Streitkräfte eine etwas abgesonderte Gruppe. Vielleicht könnte man uns auch als die Nerds der Truppe bezeichnen. Das ging mit der Unterbringung los. Da die Unterkunftscontainer nach Einheiten aufgeteilt sind, schliefen wir als «fliegende Einheit» von den Bodentruppen getrennt und noch dazu in Einzelcontainern, was mit dem Flugdienst zu tun hatte. Schon dadurch waren wir weniger in den Alltag der Kameraden eingebunden. Wir waren Pioniere, und so kam noch die übliche Skepsis gegenüber dem «Neuen» hinzu, die sich in unserem Fall auch im Spitz- und Spottnamen «Chair Force» äußerte, der den Unterschied zur «echten» Air Force verdeutlichen sollte.

Allerdings müssen solche Sticheleien nicht zu ernst genommen werden. Es gibt keinen Zweifel daran, dass die Soldaten die Unterstützung durch ferngelenkte Luftaufklärung schätzen. Ohne diese unsichtbare Hilfe am Himmel wollen sie nicht mehr ausrücken. Die Luftaufklärung vermittelt ihnen ein Gefühl der Sicherheit, was so weit gehen konnte, dass die Heron 1 auf Bitten einer im offenen Feld campierenden Einheit für einen Moment weit genug vom Himmel herabstieg, um ihr Summen hörbar zu machen. Eine sehr spezielle Art von Gutenachtlied, die aber tatsächlich den Kameraden half, leichter einzuschlafen. Normalerweise kann die Heron 1 am Boden niemand sehen oder hören, weil sie dafür einfach zu hoch fliegt. Zugleich ist eine Einsatzdauer von bis zu siebenundzwanzig Stunden möglich, was eine permanente Aufklärung nahezu in Echtzeit zulässt. Da die Maschine mit Segelflugeigenschaften ausgestattet ist, kann sie viele Stunden lang über einem genau festgelegten Ziel ihre Kreise drehen, während der Motor dabei geschont wird.

Die Heron 1 hat dazu geführt, dass sich die Art, wie moderne Kriege ausgetragen werden, grundlegend veränderte. Entwickelt wurde sie vor über vierzig Jahren, und natürlich gab es damals schon Luftaufklärung und sogar Satelliten, aber beide hatten und haben entscheidende Nachteile gegenüber ferngelenkten Luftfahrzeugen. Satelliten haben immer nur ein kurzes Zeitfenster, bevor der zu überwachende Erdteil wieder aus dem Sichtfeld verschwunden ist. Die Rotation unseres Planeten ist kein Freund der Satellitenüberwachung. Aufklärungsflugzeuge können zwar zu jeder Tages- und Nachtzeit ihre Einsätze fliegen, sind dabei aber ebenfalls auf ein kleines Zeitfenster festgelegt und daher genauso wenig dafür geeignet, ein Gebiet dauerhaft zu beobachten. Sowohl Satelliten als auch Aufklärungsflugzeuge sind für eine moderne Armee nicht zu ersetzen, aber ferngelenkte Luftfahrzeuge schließen eine gravierende Lücke. Maschinen wie die Heron 1 können mehr als einen vollen Tag lang über einem Einsatzgebiet kreisen und es durchgehend beobachten.

In einem Beitrag über die Heron 1 schrieb ich darum:

Haben Sie sich jemals gefragt, warum es so toll ist, ein unbemanntes System in Ihrem Portfolio zu haben? Nun, es ist eine einfache Möglichkeit, einen sicheren Blick «über den Zaun» zu werfen. Bei vielen Einsätzen sind Einsatzkräfte im Ausland zu Gast. Beispielsweise im Rahmen einer NATO- oder UN-Mission. Und nicht überall ist die sichere Bewegungsfreiheit garantiert. Daher ist es sinnvoll, erst ein ferngesteuertes Luftfahrzeug die Umgebung überprüfen zu lassen, bevor Sie Ihren sicheren Hafen beziehungsweise Ihre Kaserne verlassen.

Zu diesem Zeitpunkt hatten diese Luftfahrzeuge schon lange nichts mehr mit den primitiven Vorgängern zu tun, mit denen alles begann:

«Die ersten Aufzeichnungen von unbemannten Flugdrohnen stammen vom 22. August 1849. Damals schickten die Österreicher unbemannte Ballons, die mit Bomben ausgestattet waren, in den Himmel, um Venedig anzugreifen. Die Ballons waren mit isolierten Kupferdrähten mit einer galvanischen Batterie verbunden, die an der Küste platziert wurde. Auf diese Weise konnten die Bomben abgeworfen und gezündet werden. Alternativ dazu wurden einige Ballons mit Zeitzündern versehen. Einige Bomben explodierten wie geplant über Venedig, andere jedoch wurden wegen eines Wechsels der Windrichtung zurück über die österreichischen Linien geweht und richteten dort Schaden an. Ein ähnliches Konzept ließ sich Charles Perley im Februar 1863 patentieren. Sein Heißluftballon trägt einen Korb, in dem die Bombe transportiert wird. Ein Zeitzünder lässt einen Hammer auf einen Scharnierstift schlagen, sodass sich der Korb öffnet und die Bombe hinabfällt. Das Herausschlagen des Stifts zündete gleichzeitig auch die Bombe» (Website «Museum of Drones», Uni Oldenburg). Nach heutigen Gesichtspunkten würde man diese Ballons wohl als voll autonom bezeichnen. Mal ehrlich, wer möchte so was haben? Ich finde es extrem wichtig, steuernd eingreifen zu können.

Ich war und bin von Luftfahrzeugen wie der Heron 1 überzeugt, zumal diese heute eben keine verwirrt am Himmel schwebenden Prototypen mehr sind wie im 19. Jahrhundert. Im Gegenteil sind sie Hightech-Geräte, die eine entscheidende Rolle in der modernen Kriegsführung und Friedenssicherung spielen.

Um einen Eindruck zum Alltag mit einer Heron 1 zu vermitteln, gebe ich hier drei Beiträge wieder, die ich für die Follower meines Instagram-Accounts verfasst habe. Sie erschienen nicht hintereinander, sondern im Abstand von Monaten, aber erstaunlicherweise ergeben sie eine Reihe, die von der Ablösung einer anderen Heron-1-Crew über die eigene Ablösung bis hin zu einem Notfallstart drei typische Situationen zeigt:

Auf Herz und Nieren geprüft!
Ein neuer Tag beginnt. Seit circa 22 Stunden fliegt ein Heron-1-Aufklärungsluftfahrzeug im Einsatzgebiet, östlich von Kunduz. AVGAS 100 LL (Aviation Gasoline) ist end-

lich, und so muss der kleine Donnervogel auch abgelöst werden. Wir berechnen, immer der Lage angepasst, den Spritverbrauch, um so das Maximum an Stehzeit herauszuholen. Und jetzt ist es so weit. Wir müssen ablösen.

1 Stunde vor dem Start geht es los. Showtime!

Der Flieger wird kontrolliert. Beim Walk-Around werden jede Menge Checks durchgeführt.

Hat die Zelle Beschädigungen? Sind die Bremsen äußerlich in Ordnung? Ist das Staurohr frei? Und vieles mehr.

Danach geht's in die Bodenkontrollstation und der Datenlink wird hergestellt. Jetzt geht's an die technischen Dinge.

Motor an!

Sind die Engine-Parameter im Limit? Reagieren die Leitwerke auf Steuereingaben, und das auch noch richtig?

Ich als Tactical Operator checke meine Kamera. Also Checkliste aufgeschlagen: Funktionieren alle Kameras? Dreht sich die Kamera? Lässt sie sich neigen? Funktieren alle Bildverbesserungsfunktionen?

Erst nachdem alles auf Herz und Nieren geprüft worden ist, geht's in Richtung Start!

Die Ablösung durch eine andere Crew läuft in etwa so ab:

Flaps in landing.

Gerade habe ich noch meinem Tactical-Operator-Nachfolger in der anderen Bodenstation den Auftrag übergeben, da sind wir schon auf dem Weg nach Hause.

Wir haben mal wieder eine lange Mission auf dem Plan. Mein Flieger darf nach Hause. Wir haben noch genug Fuel, um sicher zu landen, aber nicht mehr genug, um weiterzumachen. 26 Stunden sind aber auch eine lange Zeit!

Eine andere Heron, vollgetankt, ist ins Einsatzgebiet geflogen, um uns abzulösen.

So sind weitere 26 Stunden locker abgedeckt. Wertvolle Aufklärungszeit!

Per Intercom habe ich eine Geländeeinweisung gemacht. So von oben kann man es null mit einer am Boden vergleichen. Die Entfernungen sind anders, Mauern, Häuser, Büsche, Fahrzeuge, Wege und Ähnliches sehen völlig anders aus.

Deswegen fällt es manchmal schwer zu verstehen, was der ground trooper beschreibt. Da ist Umdenken gefragt.

Am Tag hilft noch die Tageslichtkamera, die ist in Farbe. Aber in der Nacht gibt's nur die Graustufen vom Infrarot.

Das macht meinen Job aber auch so spannend. Ich bin abgekommen, es geht zur Landung. Die andere Crew wird alles gut machen!

Checklisten müssen abgearbeitet werden, und Freigaben von der Flugsicherung brauchen wir natürlich auch. Sobald der automatische Anflug erledigt ist und nach dem taxiing der Motor abgeschaltet wird, geht's an die Nachbereitung.

Die Rechner müssen runtergefahren werden, Dokumente eingesammelt, und der Müll muss raus. Dann geht's ans Debriefing, nichts geht über eine saubere Aufbereitung einer Mission.

Endlich gute Nacht!

Und hier der typische Verlauf eines Alarmstarts:

Alarmstart!

Wie immer gibt es am Vortag den Flugplan für den Folge-
tag. Wie üblich viel zu spät, ein Blick auf den Plan, und ich
verabschiede mich ins Bett.

Der Take-off ist superfrüh am Morgen, eher in der Nacht.
Ich will schließlich fit sein.

Der Klassiker, ich kann nicht schlafen, weil ich den Wecker
nicht verpassen will. Das kennt jeder von uns unbemannten. Ihr aber bestimmt auch.

Endlich angekommen in der Schlafphase, klopft es an der
Tür. Ich dreh mich um und denke nur: WTF!

Es hat ein wenig gedauert, bis ich gemerkt habe, dass an
meine Tür geklopft wurde. ;-)

Ich wusste, was LOS ist, ohne Worte spring ich in die Flie-
gerkombi, greif mir meine Waffe.

Von jetzt an gilt: In einer 1 Stunde müssen wir in der Luft
sein.

15 Min. früher als geplant sind wir dann schon airborne!

Wo soll es hingehen? Was ist der Auftrag? Mehr brauchen
wir nicht, um zu arbeiten.

Flexibility is the key to airpower.

Zugegeben sind wir slowmover, aber immer on time ... on
spot ...

Über Jahre hinweg sah mein Alltag im Einsatz so aus: Vorbesprechung, Papierkram, die eigentliche taktische Mission,
Nachbesprechung – und dann Warten auf den nächsten Ein-

satz. Alles in allem kam ich mit den Belastungen der Einsätze gut zurecht. Bis dieser eine Tag kam, der alles veränderte.

DER TAG X

In den deutschen Medien war es eine Schlagzeile. Zumindest für einen Tag. In Afghanistan hatte es wieder einen Anschlag gegeben. Hundertvierzig Tote, vielleicht auch doppelt so viele. So genau wusste das anfangs niemand, und als es konkretere Zahlen gab, war das Interesse in der fernen Heimat auch schon wieder verflogen.

Mir ging es anders. Mich verfolgt dieser Anschlag bis heute. Wobei ich auch nicht fünftausend Kilometer entfernt beim Frühstück davon erfahren habe, um danach gleich zum Sportteil weiterzublättern. Ich habe ihn über Stunden hinweg miterlebt.

Ich kritisiere dieses Desinteresse nicht, denn unser Einsatz am Hindukusch gehörte jahrelang schlicht zum medial-politischen Hintergrundrauschen und erhielt nur zu solchen

Anlässen kurz größere Aufmerksamkeit. Vielen Deutschen war nicht einmal klar, warum genau wir diesen Einsatz überhaupt durchführen. Dabei ist das Warum schnell erklärt. Nach den Terroranschlägen des 11. September 2001, denen fast dreitausend Menschen zum Opfer fielen, rief die NATO den Bündnisfall aus. Übrigens zum ersten Mal seit ihrer Gründung im Jahr 1949. Am 7. Oktober desselben Jahres begann schließlich der von den USA ausgerufene «Krieg gegen den Terror», und schon am 14. Januar 2002 erreichten erste deutsche Soldaten Afghanistan. 2004 sprach der damalige Verteidigungsminister Peter Struck seine berühmten Worte: «Die Sicherheit Deutschlands wird auch am Hindukusch verteidigt.» Im Jahr darauf bezog die Bundeswehr in Camp Marmal Quartier, und sie blieb dort bis zum Ende des Einsatzes im Jahr 2021.

Auch ich verbrachte die meisten meiner Einsätze dort. 2010 erreichte das Truppenkontingent mit 5350 Soldatinnen und Soldaten seinen Höchststand, wobei dieses Jahr für jeden Bundeswehrangehörigen immer auch mit dem «Karfreitagsgefecht» verbunden sein wird: Nachdem Fallschirmjäger in einen Hinterhalt gelockt worden waren, fielen in einem neunstündigen Gefecht drei Kameraden. Im Jahr 2014 ging die Verantwortung für die nationale Sicherheit vollständig an die afghanische Regierung über. Es blieben aber deutsche Truppen im Land, um die afghanische Regierung weiterhin unterstützen zu können. Im Jahr 2021 schließlich, am 29. Juni, endete nach fast zwanzig Jahren dieser längste Auslandseinsatz in der Geschichte der Bundeswehr.

Wie ich das Ergebnis bewerte und ob ich der Meinung

bin, dass es all die Toten und Verwundeten wert war, möchte ich hier nicht mitteilen. Ich habe den Eindruck, dass es für dieses Buch, für meine Geschichte, nicht entscheidend ist. Fest steht, dass der Einsatz vorbei ist und dass er dem Land nicht die erhoffte Stabilität gebracht hat. Nur Wochen nach dem Abzug der letzten Soldaten hatten die Taliban die Macht schon wieder vollständig in ihren Händen, und das, ohne auf nennenswerten Widerstand der afghanischen Armee gestoßen zu sein.

Damit zurück ins Frühjahr 2017. Wie bei jedem meiner siebenundzwanzig Einsätze in Afghanistan zuvor war ich im Camp Marmal stationiert. Hier hatte die Bundeswehr ihr Feldlager, in dem sich zeitweise bis zu 2800 deutsche Soldaten aufhielten, was es zum größten außerhalb der Bundesrepublik machte. Zur Infrastruktur gehörte auch der Flughafen Masar-e Scharif, benannt nach der gleichnamigen Stadt, die sich ganz in der Nähe befindet. Dieser Flughafen hatte einen zivilen und einen militärischen Bereich, und der militärische war so gesehen mein Arbeitsplatz. Von dort starteten wir unsere ferngelenkten Flüge.

Das Camp erhielt seinen Namen von dem nahen Marmal-Gebirge, einem Ausläufer des Himalaya. Es lag in der Provinz Balkh, die noch halbwegs ruhig war, auch wenn es mehrere direkte Attacken gegen uns gab. Eine erlebte ich wortwörtlich hautnah mit: Im Jahr 2015 schlug eine Rakete nur etwa hundert Meter von mir entfernt auf dem Hallenvorfeld ein. Ich konnte hören, wie sie abgefeuert wurde, und ich spürte die Druckwelle des Einschlags. Zum Glück explodierte die

Rakete beim Aufprall nicht. Abgefeuert wurde sie vier bis sechs Kilometer vom Feldlager entfernt, und sie schlug zufällig genau dort ein, wo meistens die Maschine für die Heimreise stand. Hätte sie diese beschädigt oder zerstört, hätten wir zwar weiterhin Ausweichoptionen für Heimkehrer und Ankommende gehabt, aber es wäre doch mehr als ein «normaler» Schaden gewesen. Vor allem, weil infrage gestanden hätte, ob die Bundeswehr ihre Luftfahrzeuge ausreichend schützen kann. Letztlich blieb es bei einem Schrecken, der für kurze Zeit die gefährliche Lage außerhalb des Feldlagers ins Feldlager hineintrug.

Erschüttert hatte mich der Angriff damals nicht. Kurz darauf saß ich schon in der Bodenkontrollstation und suchte im Umland nach den Angreifern. Das ist dann wirklich die sprichwörtliche Suche nach der Nadel im Heuhaufen. Die meisten Menschen machen sich keine Vorstellung davon, wie eingeschränkt der Blick auf die Welt in einer solchen Situation trotz all der Kameras und Sensoren ist. Damals blieb unsere Suche leider auch ohne Erfolg. Der Terrorist wird sich unmittelbar nach dem Abfeuern der Waffe aus dem Staub gemacht haben, und als wir eine Viertelstunde später mit dem Absuchen der Umgebung beginnen konnten, gab es schon keine wirklichen Anhaltspunkte mehr, wo er sich aufhalten mochte. Letztlich wurde nie aufgeklärt, wer diese Attacke durchgeführt hat.

Der einzige Ort, an dem es möglich ist, einen Flüchtenden zielgenau und schnell zu erfassen, ist die Kinoleinwand. Nur in Actionfilmen gibt es perfekte Überwachungssysteme aus Luftaufklärung, Kameras und Gesichtserkennung. In der Realität ist das Absuchen eines Geländes deutlich mühsamer. Dennoch, ich erfüllte auch eine solche Aufgabe gern und gehörte zu den Besten in meinem Bereich. Nicht zuletzt, weil ich von der Sinnhaftigkeit meiner Arbeit überzeugt war und noch immer bin. In Kriegs- und Krisengebieten muss man immer darauf gefasst sein, dass der Ernstfall eintreten kann. Feindlicher Beschuss, die Notlandung eines Luftfahrzeugs oder eine Panne auf Patrouille. Es gibt viele Dinge, die schiefgehen können.

Der Tag, der mein Leben veränderte und meine Gesundheit dauerhaft ruinierte, begann unspektakulär. Es standen keine Aufklärungsmissionen an, was bedeutet, dass ich freihatte. Wobei «frei» in einem Feldlager etwas anderes ist als in einem normalen Arbeitsumfeld. Ich hatte an solchen Tagen einfach mehr Zeit für die wenigen Dinge, die im Camp möglich sind. Da wären das Fitnessstudio, die Feldküche, der eigene enge Wohn- und Schlafbereich oder eben ein Gespräch mit den Kameraden des Heron-1-Teams, die nicht gerade in der Bodenkontrollstation, die wir scherzhaft «Büchse» nannten, saßen und einen Einsatz flogen. Schlechte Witze machen, lachen und über die Familie oder das Wetter reden. Solche Dinge eben.

Im Frühjahr 2017 hatte sich eine gewisse Friedensfühligkeit im Feldlager breitgemacht. Das Ende der Afghanistanmission stand zwar noch nicht unmittelbar bevor, aber zeichnete sich am Horizont doch deutlich ab. Die Amerikaner hatten den Norden des Landes, in dem unser Camp lag, schon weitgehend verlassen. Es gab selten wirklich relevante

Vorkommnisse wie den beschriebenen Raketenangriff, und so stellte sich eine Routine ein, die sich vom Alltag in einer Kaserne in Deutschland gar nicht so sehr unterschied. Die Feldpost brauchte zwischen Afghanistan und Deutschland nur drei Tage, es gab ein stark ausgeprägtes Sicherheitsgefühl, und manchmal war die verzögerte Lieferung des Cola-Zero-Nachschubs das entscheidende Gesprächsthema unter den Kameraden. Natürlich nahmen wir alle wahr, dass wir uns in einem Krisengebiet befanden, aber man hätte es auch leicht verdrängen können.

Auch privat standen damals die Zeichen auf Harmonie. Am 24. Februar hatten wir bei uns zu Hause Weihnachten nachgefeiert. Eine schöne Überraschung, die sich meine Frau, meine Eltern und weitere Verwandte ausgedacht hatten, da ich über das eigentliche Weihnachten im Auslandseinsatz in Mali gewesen war. Wir versammelten uns also mit zwei Monaten Verspätung um einen mittlerweile übel zerzausten und schwer nadelnden Weihnachtsbaum und packten Geschenke aus, alle in bester Stimmung. Auch in den Wochen danach verbrachten wir eine gute Zeit miteinander, bevor es Anfang April wieder nach Afghanistan ging.

Ich war noch immer durchaus beschwingt, als ich zur Truppe stieß, und meine gute Laune hielt bis zu jenem entscheidenden 21. April an. An diesem Tag warf ein Notfalleinsatz alle meine bescheidenen Freizeitpläne über den Haufen, und ich machte mich eilig auf den Weg zur Bodenkontrollstation. Es gebe einen Vorfall im nur etwa zwanzig Kilometer Luftlinie entfernten Camp Shaheen der afghanischen Armee, hieß es zu Beginn nur. Wir sollten aufsteigen und uns ein

Bild davon verschaffen. Eine Heron 1 brauchte für die Strecke kaum fünfzehn Minuten, gepanzerte Militärfahrzeuge eine Stunde.

Ein Notfall kam nicht so selten vor, wie man vermuten könnte. In den Jahren davor waren wir immer wieder solche Einsätze geflogen, die sich schließlich und zum Glück als weniger dramatisch oder gar falscher Alarm herausstellten. Es bestand zwar immer die Möglichkeit, dass etwas wirklich Dramatisches passiert war, aber das musste nicht unbedingt so sein. Trotzdem wird in einem solchen Fall natürlich alles dafür getan, dass die Heron 1 so schnell wie möglich in der Luft ist. Normalerweise dauert es etwa eine Stunde, bis unser Luftfahrzeug, die Systeme und die Wetterdaten geprüft sind und der Tower die Startfreigabe erteilt. Wenn aber jede Minute zählt, kann der gesamte Prozess auch in einer halben Stunde durchgeführt werden, wobei das stark von der Erfahrung der Crew abhängt. Als ich schon mehrere Jahre zum Heron-1-Team gehörte, nahm ich bei Alarmstarts bestimmte Überprüfungen erst in der Luft vor, um auf diese Weise zügig loszukommen. So etwas hätte ich mir zu Beginn meiner Laufbahn nicht zugetraut.

Wie lange wir an diesem Tag genau benötigten, weiß ich nicht mehr. So wie ich ohnehin bis heute Erinnerungslücken habe. Wir machten die Maschine jedenfalls fertig, so schnell es ging, und wollten los. Aber da wurde erst mal nichts draus. Die Freigabe aus dem Tower ließ auf sich warten. Warum das so war, blieb uns ein Rätsel. Wir hatten einen Notfall, und trotzdem mussten wir ein Flugzeug nach dem anderen landen oder starten lassen. Während wir warteten, redeten wir auf den Tower ein und erinnerten daran, dass es vielleicht auf jede Minute ankam. Aber vergebens.

Kostbare Zeit verging. Mich machte diese Verzögerung verrückt, so wie es die Mannschaft im Feuerwehrauto verrückt machen würde, wenn sie trotz Blaulicht nicht zum Unfallort durchkäme, weil die Straße nicht frei gemacht wird. Wie lange wir so zur Untätigkeit verdammt wurden, kann ich nicht mehr genau sagen. Es fühlte sich an wie Stunden, aber letztlich dürften es zwischen fünfzehn und dreißig Minuten gewesen sein. Als es endlich losging, war ich schon angespannter, als ich es hätte sein müssen.

Noch auf dem Weg zum Einsatzort erfuhren wir, dass es sich bei unserem Notfall womöglich um einen Anschlag handelte. Vielleicht war uns das sogar schon klar, bevor die Heron 1 abhob. Am afghanischen Feldlager angekommen, versuchten wir, uns einen Überblick zu verschaffen. Letztlich kann auch ein so hoch entwickeltes Luftfahrzeug nur einen kleinen Ausschnitt der Welt unter ihr betrachten. Wir suchten also das Gebiet nach Auffälligkeiten ab. Dabei wird für gewöhnlich vom Farbmodus in den schwarz-weißen Infrarotmodus gewechselt, bei dem Wärmesignaturen entweder schwarz oder weiß dargestellt werden können. Bei Tageseinsätzen wählte ich meist Schwarz, aber ich wechselte auch immer wieder auf Weiß, um einen Vergleich zu haben. Der Infrarotmodus eignet sich auch deswegen gut für die Beobachtung eines Schlachtfelds, weil in diesem das Mündungsfeuer eines Gewehrs grell und deutlich sichtbar ist.

Ich war schon oft Einsätze über Schlachtfeldern geflogen, aber dieses hier hatte selbst für afghanische Verhältnisse eine andere Qualität. Im Nachhinein erfuhren wir, dass die Taliban ins Feldlager eingedrungen waren, indem sie vorgaben, verletzte Soldaten zu transportieren. Kaum hatten sie die Wache passiert, eröffneten die vermeintlich Verletzten das Feuer und stürmten als Erstes in die Moschee, wo sie ein Blutbad unter den unbewaffneten Betenden anrichteten.

Als wir damals die Kaserne erreichten, wussten wir von all dem noch nichts. Die Drohne flog mit aktivierter Tageslichtkamera über das Geschehen hinweg. Wobei, das stimmt nicht. Wir hatten nämlich zunächst Probleme, das Geschehen überhaupt auszumachen. Wie schon erwähnt, ist die Heron 1 zwar ein Hightech-Wunderwerk, aber kein allsehendes Auge. Das Absuchen einer Landschaft kann zeitintensiv sein. Und Zeit war etwas, das wir jetzt eigentlich nicht hatten. Lange drehten wir über der Kaserne unsere Kreise, ohne den Ort der Kampfhandlungen zu sehen. Wir hatten, wie es in einem solchen Fall heißt, noch nicht genug Informationen, um unser Lagebild zu verdichten. Auf unseren Bildschirmen schimmerten im dunklen Infrarotspektrum die Umrisse von Gebäuden und Fahrzeugen. Die Moschee mitsamt Minarett kam ins Bild, und daneben die Mensa. Im Container sind in solchen Momenten alle extrem fokussiert. Es wird nicht oder kaum geredet. Der Pilot und ich konzentrierten uns auf die übertragenen Bilder und hofften, Hinweise zu finden.

Endlich wurden wir fündig. Auf der östlichen Seite der Moschee, wo es eine Nische gab, die für das Gebet in Richtung Mekka ausgerichtet war, entdeckten wir Menschen. Fünfzig oder mehr. Die meisten bewegten sich nicht. Die einen vielleicht aus Angst und andere, weil sie vermutlich schon tot waren. Jetzt bemerkten wir auch die AK-47-Maschinengewehre – besser bekannt als Kalaschnikows – in den Händen einiger Männer. Damit hatten wir den Ort der Kampfhandlungen genau lokalisiert.

Wir versorgten die Operationszentrale mit den Informationen, die wir sammelten. Die Zentrale befand sich in Camp Marmal, wo über ihre weitere Verwendung entschieden wurde. Was mit dem Wissen geschah und welche Teile davon an die afghanischen Stellen weitergeleitet wurden, weiß ich nicht, auf solche Entscheidungen hatten wir keinen Einfluss. Aber sicherlich wurden die bedrängten Afghanen mit Informationen versorgt.

Nachdem wir den Ort der Kampfhandlungen eingegrenzt hatten, mussten wir noch eine zweite und entscheidende Frage klären: Wer war da unten eigentlich wer? Wer kämpfte aufseiten der afghanischen Armee, und wer trug ihre Uniform, wie es die Taliban oftmals taten, nur zur Tarnung? Zuerst sah man aus der Vogelperspektive nur zwei Gruppen, die aufeinander schossen. Flackerndes Licht auf dem Infrarotbild, das für Mündungsfeuer und damit ein heftiges Gefecht stand. Um mehr herauszufinden, braucht es ein wenig Übung und vor allem die Ruhe, selbst in einer solchen Extremsituation genau zu beobachten. Bald wussten wir, wer zu den Terroristen gehörte und wer zu den überrumpelten Soldaten. Die Taliban hatten sich mittlerweile innerhalb des umzäunten Geländes der Moschee verschanzt, wo schon unzählige Männer tot auf dem Boden lagen. Durch die Infrarotkamera war zu sehen, dass sich hinter Mauern und Gebäuden in der Umgebung Menschen versteckt hielten.

Ich weiß noch, dass ich die schiere Menge bemerkenswert fand. Vielleicht klingt das ein wenig überraschend und fast etwas zu nüchtern, aber in einer solchen Extremsituation liegt der Fokus ganz darauf, die Ergebnisse zu liefern, für die man ausgebildet wurde. Und dabei geht es nicht darum, die eigenen Gefühle möglichst farbenfroh zu schildern. Die Blicke wandern über den Monitor, während die Hand ruhig den Controller steuert, um entweder neue Gebiete mit den Heron-1-Sensoren zu betrachten oder um in bestimmten Situationen am Boden näher heranzuzoomen. Jeder Ersthelfer und jeder Feuerwehrmann, der mit Blaulicht an einen Unfall- oder Brandherd eilt, hat die gleiche Fokussierung auf den Einsatz. Das geht auch nicht anders, denn die Konzentration muss ganz darauf gerichtet sein, zu helfen oder zu retten oder in unserem Fall: eine unübersichtliche Lage aufzuklären.

Das erklärt, warum mir zunächst vor allem die schiere Menge an Menschen bemerkenswert erschien. Ob es sich dabei um noch lebende Gottesdienstbesucher handelte oder um zivile Mitarbeiter des Feldlagers, wusste ich nicht. Aber sie waren da, und das in großer Zahl. Nach einer gefühlten Ewigkeit rasten schließlich Fahrzeuge der afghanischen Armee heran. Humvee-Pick-ups, wie sie auch die Amerikaner einsetzen, mit schweren Maschinengewehren auf der Ladefläche. Sofort fingen die Soldaten an, wie enthemmt auf die verschanzten Taliban zu feuern. Wobei sie offenbar kaum darauf achteten, wohin sie zielten, während sie ihre Munitionsgurte leerten. Sie verwandelten das ganze Gebiet um die Taliban herum in eine Todesfalle für alle, die sich dort aufhielten. Was, wie ich nur zu gut sehen konnte, viele Menschen waren.

Mit Infrarotkameras kann man erkennen, wenn ein Mensch stirbt. Seine Körpertemperatur sinkt, und damit verschiebt sich auch das Farbspektrum. Ein heißer (also durchbluteter) Körper strahlt auf dem Bildschirm schwarz, ein ausgekühlter (also sterbender) Körper hingegen weiß. Schwarz bedeutet Leben, Weiß bedeutet Tod beziehungsweise dem Tod nahe. Oder umgekehrt, je nachdem, welche Grundeinstellung des Infrarot genutzt wurde. Schließlich sahen wir an der Stelle, wo sich die Taliban verschanzt hatten, keine schwarzen Punkte mehr. Die Terroristen, die an unbewaffneten, zum Gebet versammelten Menschen ein Massaker angerichtet hatten, lebten nicht mehr.

Ich hätte erleichtert sein können, aber die Art, wie sie gestoppt wurden, war für mich ein Schock. Der Gegenschlag der afghanischen Armee erinnerte mich an eine Exekution. Die Soldaten hatten blind um sich geschossen und dadurch womöglich auch Unschuldige getötet, deren Tod ihnen egal zu sein schien. Das traf mich auf eine Weise, die ich selbst jetzt, Jahre später, kaum in Worte fassen kann. Es ging mir dabei weniger darum, dass «die Guten» hier wie «die Bösen» auftraten. Auf dieser Ebene habe ich das nie beurteilt. Vielmehr halte ich das menschliche Leben für so kostbar, dass mich die Gleichgültigkeit, mit der hier schwere Waffen eingesetzt wurden, als würde man an Fasching Bonbons in die Menge werfen, in meinen humanistischen Überzeugungen erschüttert hat. Für eine kurze Weile machte es den Eindruck, als sei dort unten, in der Kaserne, jede Idee von

Menschenwürde, Empathie und Humanismus außer Kraft gesetzt worden. Rücksicht und Vorsicht gab es nicht mehr. Auch kein Bemühen, zwischen Taliban, zivilen Mitarbeitern und afghanischen Soldaten zu unterscheiden. Es schien, als wütete der Tod wahllos unter den Lebenden. Das ändert nichts daran, dass die Tat der Taliban ebenso perfide wie verachtenswert war. Aber die Überforderung der afghanischen Armee, die sich im unterschiedslosen Beschuss aller Personen zeigte, die ihr vor die Maschinengewehre gerieten, hatte etwas zutiefst Sinnloses an sich. Wofür machten wir eigentlich diesen ganzen Einsatz hier am Hindukusch, wenn dann Menschenleben von allen Seiten mit einer solchen Gleichgültigkeit ausgelöscht werden? So hatte ich das damals für mich nicht ausformuliert, da ich mich eher in einer sprachlosen Schockstarre befand, die letztlich in die PTBS überging, aber diese Überlegungen gehören mit zu dem Entsetzen, das mich gepackt hatte.

Ich habe keine einfache Erklärung dafür, warum mich dieses Erlebnis krank gemacht hat. Gerade Erkrankungen an der Psyche sind oft so heimtückisch, weil sie widersprüchlich sind, was ich auch an mir selbst beobachten konnte. Während ich einerseits das Massaker durch die Taliban und die Gegenschläge der afghanischen Soldaten erschütternd fand, weil auch sie keine Rücksicht auf Freund und Feind oder auf Kämpfer und Zivilisten nahmen, hätte ich mir andererseits in dieser Situation gewünscht, dass unser ferngelenktes Luftfahrzeug bewaffnet ist. Ich würde mich durchaus als Pazifisten sehen, oder vielleicht eher als pragmatischen Pazifisten. Also als jemanden, der das Töten von Menschen ablehnt, aber weiß, dass es sich in manchen Situationen nicht vermeiden lässt, wenn man größeres Leid verhindern will. Hätten wir damals die Stellung der Taliban aus der Luft ausschalten können, hätte ich diesen Einsatz vermutlich nicht als kranker Mann beendet.

Ich möchte aber an dieser Stelle nicht falsch verstanden werden. Die Terroristen hatten schreckliche Verbrechen begangen, wehrlose Menschen beim Gebet ermordet, sie hatten den Tod vermutlich verdient. Aber die Art, wie die afghanische Armee danach den Tod über sie brachte und sich dabei keinerlei Mühe gab, weiteres Leben zu schonen, entsetzte mich. Hätte unsere Maschine Raketen getragen und wäre es möglich gewesen, gezielt nur die verschanzten Taliban zu treffen, hätte ich mit dieser Entscheidung keine Probleme gehabt. Sie mussten gestoppt werden, und wir hätten sie gestoppt. Ich hatte im Verlauf meiner vielen Einsätze auch Koordinaten für Angriffe der Amerikaner geliefert. Es freute mich nicht, Einschläge an Stellen zu sehen, wo bis dahin noch Menschen zu sehen waren. Aber es erschütterte mich auch nicht. Im Gegensatz zur Hilflosigkeit, über etwa zwei Stunden hinweg einem Gemetzel am Boden zuzuschauen und nichts machen zu können, außer auf den Bildschirm zu starren. Wobei das Zeitgefühl damals ein völlig anderes für mich war. Es hatte sich nicht wie zwei Stunden angefühlt. Alles verlief schneller, und ich war selbst erstaunt, als ich später auf den Aufnahmen sah, wie lange unsere Heron 1 über der afghanischen Kaserne gekreist hatte.

Diese Hilflosigkeit war eines der schlimmsten Gefühle

meines Lebens. Wobei mir das erst im Nachhinein so wirklich klar wurde. Nach traumatisierenden Situationen ist es nicht ungewöhnlich, dass der Schaden erst mit Verzögerung sichtbar wird. Ja, es kann sogar vorkommen, dass die ersten Reaktionen erstaunlich gefasst sind, bevor schließlich der Absturz folgt. Menschen, die unter Schock stehen, benötigen mitunter Tage, Wochen oder Monate und manchmal noch länger, um zu begreifen, was passiert ist. Acht Wochen gilt als die Zeitspanne, innerhalb deren ein schockierendes Erlebnis entweder auf «normale» Weise verarbeitet wird oder nicht. Wobei «normal» hier nicht bedeutet, dass die Verarbeitung damit abgeschlossen wäre. Schmerzhafte Trauerphasen können sich noch viel länger hinziehen, etwa beim Verlust eines geliebten Menschen. Entscheidend ist die Art, wie getrauert wird. Wenn auch nach über acht Wochen ein Ereignis noch Albträume auslöst, die Gesundheit des Betroffenen beeinträchtigt oder ihn gänzlich arbeitsunfähig macht, ist das ein starker Anhaltspunkt dafür, dass etwas nicht in Ordnung ist.

In diesem Moment sollten Betroffene professionelle Hilfe in Anspruch nehmen. Das aber können sie leider oft nicht, weil sie von der Krankheit schon zu sehr niedergedrückt werden. Ich hatte eine solche Art von Überforderung, wie sie mir nach dem Einsatz zunehmend bewusst wurde, weder davor noch danach jemals wieder erlebt. Am Tag des Einsatzes selbst hatten mich die Ereignisse zwar überwältigt, aber mehr als ein «das war heftig» fiel mir dazu erst mal nicht ein. Und ist das wirklich überraschend? Wie ist denn die richtige emotionale Reaktion darauf, letztlich zwei Massaker hintereinander beobachtet zu haben, während man mit einem fern-gelenkten Luftfahrzeug über diesem Doppeltatort kreist?

Es stimmt übrigens nicht, dass sich ein solcher Einsatz wie ein Computerspiel anfühlt, nur weil man ihn an den Bild-schirmen weit entfernt vom Zielort erlebt. Er fühlt sich echt an, weil er echt ist, und nicht eine Sekunde lang ist es mög-lich, sich die Menschen auf dem Bildschirm einfach als Figu-ren eines Games vorzustellen. Ich bin nicht schwer erkrankt, weil ich ein Computerspiel gespielt habe. Auch die Fachlite-ratur zum Thema bestätigt, dass Menschen den Unterschied zwischen Spiel und Realität mit Leichtigkeit erkennen und das eine nicht mit dem anderen verwechseln.

Neben der Möglichkeit, mit einem bewaffneten Luftfahr-zeug einzugreifen, hätte womöglich auch die direkte Kom-munikation mit den Afghanen helfen können. Wenn wir ihnen hätten mitteilen können, wo genau die Taliban sich versteckt hielten und dass sie deswegen nicht den gesamten Bereich in eine Todeszone verwandeln mussten. Doch uns stand weder die eine noch die andere Option zur Verfügung. Wir waren dazu verdammt, stumme Zeugen eines Massakers zu werden. Zwei Stunden lang. Das ist die Länge eines Kino-films.

Als unser Einsatz schließlich endete und die Heron 1 wieder auf dem militärischen Teil des Flughafens Masar-e Scharif gelandet war, liefen der Pilot und ich schweigend ne-beneinander über den Asphalt des Feldlagers. Normalerwei-se machten wir das in einer gelösten Stimmung, da die An-spannung des Einsatzes hinter uns lag und der Feierabend wartete. An diesem Tag gingen wir stumm nebeneinander her, beide in Gedanken vertieft. Wir haben auch danach nie lange und ausführlich über die Ereignisse gesprochen, aber ich weiß, dass auch er bis heute mit den Bildern zu tun hat, die sich uns eingebrannt haben. Er ist nicht krank geworden und weiterhin im Einsatz, aber der Schatten dieses Tages liegt auch auf ihm.

Später erfuhren wir mehr Einzelheiten. Mindestens zehn Taliban, von denen mehrere zuvor noch als afghanische Soldaten auf diesem Stützpunkt stationiert waren, hatten den Angriff durchgeführt. Dafür wählten sie einen Zeitpunkt, zu dem die meisten Soldaten unbewaffnet in der Moschee zum Freitagsgebet versammelt waren oder sich in der Mensa stärkten. Zwei der Angreifer sprengten sich im voll besetzten Gotteshaus in die Luft, während die anderen auf dem Gelände der Militärbasis ein Gemetzel veranstalteten. An diesem Tag starben alle Attentäter der Taliban sowie zwischen 160 und 256 afghanische Soldaten. Die Zahl der Opfer konnte nie genau ermittelt werden, weswegen es sich hierbei um die kleinste und die größte Angabe handelt, die verbreitet wurden. Es war der verheerendste Angriff auf eine Militärbasis seit Kriegsbeginn.

In den letzten Jahren habe ich viel über «Was wäre, wenn ...?»-Szenarien nachgedacht. War das schiere Ausmaß an Horror entscheidend für meine Erkrankung oder die fehlende mentale Vorbereitung auf diese Mischung aus Terroranschlag und Amoklauf, oder hätte ich nach über zehn Jahren mit mehr als zwanzig Einsätzen einfach längst eine Auszeit gebraucht? Hat die Zahl der Toten den Unterschied gemacht, oder war ich zu diesem Zeitpunkt vielleicht schon angeschlagener, als ich dachte?

Wenige Monate davor hatte ich einen Anschlag in Mali miterlebt. Wobei damals unsere Maschine erst ankam, als die Terroristen ihr Werk bereits vollbracht hatten. Wir zählten die Toten, die zurückgelassen wurden. So etwas lässt einen nicht kalt, keine Frage, und doch hatte mich das innerlich nicht ins Wanken gebracht. Ich konnte danach meiner Arbeit weiter nachgehen und hatte keine der Reaktionen, die ich nach dem Ereignis in Afghanistan bemerkte. Darum erscheint es mir naheliegend, dass nicht die Zahl der Toten entscheidend war, sondern die Art, wie sie ums Leben gekommen sind. Die beiläufige Brutalität, mit der es vonstattenging, als hätte ein Menschenleben für die Dauer dieses Gemetzels jeden Wert verloren.

Hätte etwas meinen Sturz in eine potenziell tödliche Krankheit wie PTBS, die sowohl die körperliche als auch seelische Gesundheit ruinieren kann, verhindern können? Ich denke, eine Aufarbeitung des Einsatzes unmittelbar darauf, also noch im Feldlager, hätte helfen können. Mit einer geschulten Person gemeinsam das Einsatzvideo zu analysieren und darüber zu sprechen, hätte womöglich die Wucht der Bilder und Emotionen abfedern können. Ich schreibe bewusst «womöglich», weil das natürlich spekulativ ist. Wenn nach einem solchen Einsatz eine Traumatisierung nicht ausgeschlossen werden kann, sollte der betreffende Soldat nach Hause geschickt werden. Nicht sofort, damit er das nicht als Bestrafung empfindet oder den Eindruck hat, seine Kameraden enttäuscht zu haben, aber doch recht bald. Ins Flugzeug und in den Urlaub, um schnell den Kopf mit neuen Bildern zu füllen, die vielleicht die der zerfetzten Leiber, weggesprengten Körperteile und erbarmungslosen Gewalt überlagern.

In meinem Fall gab es keines dieser Angebote. Wobei ich an dieser Stelle ein wenig weiter ausholen muss, um nicht ungerecht zu wirken. Wir haben im Feldlager tatsächlich die Möglichkeit einer psychologischen Beratung. Leider wurde diese vor allem von jungen Absolventen und Absolventinnen angeboten, die frisch von der Uni kamen und vollkommen überfordert schienen von der Tatsache, dass in Afghanistan Krieg herrscht, dass im Krieg schlimme Dinge geschehen und dass sie es mit Menschen zu tun haben, die ebensolche schlimmen Dinge erlebt haben. Kurzum, diese Betreuung entsprach in keiner Weise den Anforderungen, die der Einsatz mit sich brachte. Mein Pilot wollte tatsächlich mit einer Absolventin einen Termin vereinbaren und wurde immer wieder vertröstet, bevor es endlich so weit war und er ihr Ausschnitte des Einsatzvideos vorspielte. Sie machte danach einen noch weiteren Bogen um uns und unsere möglichen Probleme und war darum nicht die Hilfe, die sie eigentlich sein sollte. Das ist kein Vorwurf an sie, sondern eine Kritik an der Bundeswehr, die Anfänger in ein Krisengebiet schickt, als handle es sich um ein Praktikum in einer beschaulichen Provinzklinik im Grünen.

Der Austausch mit geschultem und erfahrenem Personal wäre auch deswegen von großer Wichtigkeit, weil gerade junge Kameraden und Kameradinnen Probleme damit haben können, Warnsignale zu erkennen. Was nicht zuletzt mit ihrer geringen Lebenserfahrung und dem Willen zu tun hat, sich in einem Job durchzusetzen, der stärker als die meisten anderen auch mit physischer und psychischer Kraft verbunden wird. Hätte mich jemand dafür sensibilisiert, bestimmte Anzeichen ernst zu nehmen, wäre ich womöglich trotzdem an PTBS erkrankt, aber hätte das vielleicht deutlich früher akzeptiert und eine Therapie begonnen. Stattdessen litt ich noch über Jahre hinweg und quälte mich durch weitere Auslandseinsätze und einen zunehmend konfliktreichen Familien- und Ehealltag. Ein fast schon lehrbuchhafter Leidensweg, der vielleicht hätte verhindert werden können, wenn sofort «Erste Hilfe» im Feldlager geleistet oder ich für die Anzeichen einer PTBS sensibilisiert worden wäre.

Wobei ich den Schwarzen Peter aber auch nicht weitergeben will. Letztlich sind erwachsene Menschen selbst dafür verantwortlich, ihre Gesundheit im Blick zu behalten. Und natürlich klingt es ein wenig widersprüchlich, wenn jemand die Sensorik in einem Millionen Euro teuren Luftfahrzeug steuert, dabei enorme Verantwortung übernimmt und gleichzeitig erwartet, dass sich andere um seine gesundheitlichen Belange kümmern. Das entbindet die Bundeswehr aber nicht von ihrer Verantwortung. Sie muss erfahrene Psychologen entsenden und keine Einsteiger, da die Herausforderungen im Kriegsgebiet ungleich komplexer sind als in der friedlichen Heimat.

Zur Wahrheit gehört aber auch, dass ich damals wohl in keinem Fall Hilfe angenommen hätte, selbst wenn Sigmund Freud persönlich der behandelnde Experte im Feldlager gewesen wäre. Ich machte aber etwas anderes, das sich im Nachhinein noch als sehr wichtig herausstellen sollte. Ich ließ von meinem Vorgesetzten ein TIC-Formular ausfüllen, was für «troups in contact» steht. Darin werden belastende Ereignisse aus dem Einsatz dokumentiert, die beim Einsatzführungskommando Potsdam gesammelt werden. Im Falle einer Erkrankung sind diese Dokumente wichtig, wenn es darum geht zu entscheiden, ob es sich wirklich um einen Einsatzunfall handelt und die Bundeswehr ihn entsprechend behandeln muss.

Das Ausfüllen eines solchen Formulars bedeutet aber nicht, dass mir die dramatischen Auswirkungen des Einsatzes schon voll bewusst waren. Im Laufe der Jahre hatte ich viele dieser Formulare ausgefüllt. Leichen, Gefechte, Bombenangriffe. Nach solchen Eindrücken ging immer ein Dokument nach Potsdam und eine Ausfertigung an einen selbst. Das war normal, und dieses Vorgehen wurde eher gefördert als unterbunden. Von daher war auch dieses TIC-Formular erst einmal eine Formsache, und die «Beschreibung des belastenden Ereignisses» bestand auch nur aus einem Vermerk: «Angriff auf Camp Shaheen, Masar-e Scharif, Provinz Balkh.»

Dass für mich an diesem Tag ein Leidensweg begann, der noch immer nicht zu Ende ist, konnte ich nicht wissen. Und ich weigerte mich auch noch nach Jahren, in denen ich längst schwer krank war, das zu akzeptieren.

CHARLIE

IM NEBEL DER ERINNERUNG

Bis heute frage ich mich, was ich nach diesem Einsatz tat. Ging ich in meinen Unterkunftscontainer oder in die Truppenküche? Habe ich mich mit Kameraden unterhalten oder über die Ereignisse der letzten Stunden gegrübelt? Vieles an diesem Tag ist aus meinem Gedächtnis gelöscht. Und wenn es nicht gelöscht ist, dann ist es zumindest so tief in mir vergraben, dass ich bis heute keinen Zugang dorthin gefunden habe.

Es gibt einen Graben zwischen dem eigentlichen Einsatz und der Zeit unmittelbar danach. Im Einsatz funktionierte ich ohne Probleme, aber als danach die Konzentration nachließ, versank alles in einem Nebel. Als hätte nur die Konzentration im Einsatz dafür gesorgt, dass die Schrecken und die Brutalität der Ereignisse nicht sofort mein Denken unter sich begruben. Hätte ich nicht auf meinem Smartphone die Fotos aus jener Zeit, wäre es für mich nicht möglich, überhaupt etwas zuzuordnen.

Diese Bilder sind eine wichtige Erinnerungsstütze. Auf einem davon bin ich in unserem Fitnessstudio, das nur aus ein paar Kraftgeräten bestand, in einer Halle mit mehreren Badmintonfeldern. Ich schaue in die Kamera, und wenn ich heute dieses Bild sehe, sehe ich einen wahnsinnig müden und erschöpften Mann. Entstanden ist es am Tag nach dem Einsatz über dem afghanischen Feldlager. Allerdings fehlen mir nicht nur Erinnerungen an den weiteren Tagesverlauf, sondern auch an den weiteren Verlauf des Auslandseinsatzes insgesamt. Wie lange dauerte er noch, und wurde ich erneut eingesetzt? Wenn überhaupt, sind da nur Bruchstücke der Erinnerung, und ohne meine Fotos würden auch die fehlen. Das ist schon allein deswegen überraschend, weil ich mich ansonsten erstaunlich gut an vergangene Einsätze erinnern kann. Auch an jene, die deutlich länger zurückliegen und nicht viel mehr als Routine mit sich brachten.

Dafür merkte ich bei den Einsätzen nach meiner Verwundung, dass immer weniger so war wie früher. Zunehmend schlich sich Nervosität in meinen Arbeitsalltag, und ich begann, mich vor dem zu fürchten, was ich womöglich am Boden entdecken könnte. Feuergefechte sorgten bei mir immer öfter für eine Schreckstarre, aus der ich immer langsamer herauskam. Nach und nach erfasste diese Krise, die ich noch längst nicht als PTBS erkannte, auch jene Bereiche meines Berufs, die nicht unmittelbar mit meiner Tätigkeit zu tun hatten. Ich merkte, dass ich zum ersten Mal nicht mehr ganz

zufrieden bei den Streitkräften war, auch die Auslandseinsätze selbst verloren an Reiz.

Bis dahin hatte ich dort den Eindruck, unter Gleichge-
sinnten zu sein, die mich kennen und verstehen. Ich genoss
das Gemeinschaftsgefühl und fühlte mich wohl im Einsatz.
Das änderte sich jetzt, und das galt sogar für meine Weiter-
bildungen in Israel. Wie ich schon erzählt habe, ich liebte
die Besuche in diesem Land, ich mochte die Landschaft, die
Freundlichkeit der Menschen und das dortige Lebensgefühl.
Die Wochen in Israel waren mit die schönsten meiner vielen,
vielen Auslandsaufenthalte als Soldat. Doch als ich 2019 wieder für eine Weiterbildung von fast drei Monaten am Flughafen Ben Gurion in Tel Aviv landete, spürte ich die alte Freude nicht mehr. Das Land hatte sich nicht verändert, aber ich
mich dafür umso mehr.

Auch mein Blick auf unsere Heron-1-Einheit wurde ein
anderer. Sie wurde immer größer, und ich trauerte den Pio-
niertagen nach, in denen wir ein kleiner verschworener Haufen waren und keine unübersichtliche Gruppe von über sieb-
zig Experten. Vielleicht sehnte ich mich auch ein wenig nach
der Unbefangenheit, die ich nicht mehr hatte. Die jungen Kameraden setzten sich nicht schon voller Vorahnungen in den
Container und hofften, nur keine erschütternden Szenen vor
die Linsen zu bekommen. Ich schon. Darum kam es mir auch
ganz recht, dass ich zunehmend mehr als Ausbilder für Sensorbediener eingesetzt wurde. Am Simulator war die Welt
noch in Ordnung, was mir auch hätte zeigen können, wie eng
mir die richtige Welt längst geworden war. Aber das wollte
ich nicht sehen. Oder konnte es nicht sehen. Noch nicht.

Im Feldlager sprach praktisch niemand über das Massaker, was mit dafür sorgte, dass ich meine Gedanken für mich behielt. Wobei dieses Schweigen nicht einmal Ignoranz der Kameraden war, sondern wohl schlichtes Unwissen mit Blick auf unsere Situation und unsere Erlebnisse. Wir von der «Chair Force», die die ferngelenkten Luftfahrzeuge bedienten, hatten ohnehin immer eine besondere Position im Gefüge der Armee. Von daher nehme ich es den Kameraden nicht übel, dass niemand danach fragte, wie es uns geht. Zumal sie ebenfalls ihr Päckchen zu tragen hatten, da sie regelmäßig außerhalb des Feldlagers operierten und dabei permanent Lebensgefahr drohte. Es muss auch berücksichtigt werden, dass wir als Verantwortliche für die ferngelenkten Luftfahrzeuge ohnehin ein wenig abgesondert von den anderen Truppenteilen sind. Die Führungsebene über uns, die genau über diesen Einsatz Bescheid wusste, erkundigte sich dagegen sehr wohl nach unserem Befinden. Über ein aufmunterndes Wort und die Empfehlung, ein TIC-Formular nach Potsdam schicken zu lassen, ging das kaum hinaus. Aber zum einen sollte man nie unterschätzen, welche positive Wirkung es hat, wenn andere einem das Gefühl geben, dass man ihnen nicht egal ist. Und zum anderen ist das Leben in einem Feldlager eben eines im Ausnahmezustand.

Letztlich ist es da entscheidend, sich gut genug zu kennen, auf Warnzeichen frühzeitig zu reagieren und den Mut zu haben, Konsequenzen zu ziehen. Die Bundeswehr sollte das befördern, indem sie die Soldaten darin schult, auf Warnsignale zu achten, und ihnen vermittelt, dass diese nicht unterdrückt oder geleugnet werden sollten. Es geht dabei um eine

Kultur des Hinschauens und darum, dass Kameraden aktiv werden, wenn sie den Eindruck haben, dass sich jemand aus der Gruppe ungewöhnlich verhält. Es ist wichtig zu wissen, dass fünfmal falscher Alarm immer noch besser ist als ein einziger PTBS-Fall, der nicht behandelt wird, weil Kameraden ihren Verdacht für sich behielten.

Für Vorgesetzte trifft das alles aufgrund ihrer Fürsorgepflicht in verschärftem Maße zu. Zugleich könnten sie als Autoritätspersonen dem Erkrankten das Gefühl nehmen, ein Versager zu sein oder sonst irgendein Stigma zu tragen, das in keiner Weise gerechtfertigt ist. An dieser Stelle spielt der Vorgesetzte eine entscheidende Rolle, da er den Erkrankten ermutigen, aber auch entmutigen kann. Je nachdem, welche Worte er im vertraulichen Gespräch wählt. Sowohl Kameraden als auch Vorgesetzte würden Hemmungen verlieren und könnten angemessener reagieren, wenn man sie für dieses Thema sensibilisieren würde.

Gerade zu Beginn der Erkrankung haben Betroffene noch die Hoffnung, dass es sich nur um eine kurze Phase der Erschütterung handelt. Ich erlebte das selbst noch während des Auslandseinsatzes – was zu den wenigen klaren Erinnerungen gehört, die ich aus jener Zeit behalten habe. Da waren Momente, in denen ich dachte, dass ich die Ereignisse langsam hinter mir gelassen hätte. Dass es nur ein kurzzeitiger Schock gewesen wäre, der schon wieder abklingt. Ich habe das später in meiner Therapie mit der Erinnerung an eine Fahrt nach Dänemark verglichen. Wir waren auf der Großer-Belt-Brücke, als unser VW-Bulli von einem heftigen Windstoß erfasst und in die Nebenspur gestoßen wurde. Für eine schrecklich lange Sekunde fürchteten wir, in die Tiefe gerissen zu werden. Als der Schreck sich gelegt hatte, ließ der Stress nach und verflüchtigte sich schließlich in kollektivem Gelächter. Genauso hoffte ich im Feldlager, die Wirkung der furchtbaren Ereignisse, die ich über Stunden mitansehen musste, würde mit der Zeit nachlassen. Aber das Gegenteil war der Fall.

Mein Gefühlsleben im Feldlager und eine ganze Weile danach würde ich als eine ungesunde Mischung aus trotziger Leugnung sowie Phasen des Grübelns, der Schlaflosigkeit und der zunehmenden Gereiztheit beschreiben. Wobei letztere Phasen dominierten und auch die der Leugnung nicht unbeschwert waren, sondern voller unterdrückter Wut. Es gab sogar einen kritischen Moment im Einsatz, in dem ich mit dem Gedanken spielte, meine Dienstwaffe zu nehmen, einmal abzudrücken und alles zu beenden. Ich sah darin eine Möglichkeit, dem erschöpfenden Niedergang zu entkommen, aus dem es offenbar keinen Ausweg gab. Ich ging nie weiter, es blieb beim Gedankenspiel. Ich griff weder nach der Pistole, noch entsicherte ich sie oder hielt sie mir an den Kopf. Aber der Gedanke stieg aus irgendeiner düsteren Ecke meiner Seele auf, und schon das allein war erschreckend genug – auch wenn selbst dieser gruselige Moment nicht dafür sorgte, dass ich mich endlich in Behandlung begab.

Im Prolog habe ich davon erzählt, wie ich bei meiner Therapeutin einmal unkontrolliert lachen musste. Mittlerweile sehe ich darin eine Art Blitzschlag, der half, die Eisschicht um meine Emotionen aufzubrechen, die seit dem Einsatz in Afghanistan immer dicker und undurchdringlicher geworden war. Mit jeder Phase des Leugnens dürfte sich die Entfremdung von meinen Emotionen verstärkt haben. Wie schon erwähnt, haben mein damaliger Einsatzpartner und ich nie richtig über die Ereignisse jenes Tages gesprochen. Wir haben uns nie darüber ausgetauscht, was diese Bilder mit uns gemacht haben. Damals nicht und auch bei späteren Einsätzen nicht. Stattdessen haben wir miteinander gearbeitet, als sei nichts gewesen. Wir blödelten herum und erledigten unsere Aufträge professionell und ordentlich. Wir entfremdeten uns auch nicht und gingen uns nicht aus dem Weg. Es war nur irgendwie klar, dass wir über unsere Erlebnisse nicht sprechen. Wir hatten das nicht formell miteinander vereinbart, das war auch nicht nötig. Es ist schwer zu erklären, aber aus irgendeinem Grund spürten wir offenbar beide, dass dieses Thema nicht angerührt werden sollte. Also mieden wir es wie ein Familiengeheimnis, über das eisern hinweggeschwiegen wird.

Irgendwann ging dieser Einsatz schließlich zu Ende, und ich machte mich auf den langen Heimweg. Zurück vom Einsatz am anderen Ende der Welt. Sonst hatte ich mich immer über die Rückkehr gefreut. Im Laufe der Jahre hatte ich ja viele Male Abschied und Heimkehr erlebt. Aber in diesem Fall war es ein wenig anders. Eine gewisse Nervosität begleitete mich. Ich spürte, dass die Freude über die Heimkehr getrübt war. Aber ich wusste nicht, warum.

So hob das Militärflugzeug von Camp Marmal ab. Die namensgebende Gebirgskette sah von oben prächtig aus, ich hatte diesen Anblick schon oft bewundert. Ich wusste, dass es kein Abschied für immer sein würde, aber noch wusste ich nicht, wann mein nächster Einsatz hier auf mich wartete. Vor allem wusste ich nicht, und sollte es noch jahrelang leugnen, dass ich dieses Mal als Kriegsversehrter heimkehrte. Als Soldat mit einer lebensgefährlichen Verwundung.

DELTA

DER GEISTERFAHRER

Ich hatte alles für mich behalten. Vermutlich habe ich mich nach Lehrbuch verhalten. Nur leider nach dem Teil des Lehrbuchs, der das typische destruktive und selbstschädigende Verhalten beschreibt. Das Verleugnen, Abstreiten und Projizieren.

Als meine Frau immer öfter bemerkte, dass ich mich verändert hatte, warf ich ihr manchmal umgekehrt vor, selbst diejenige von uns mit den psychischen Problemen zu sein. Heute kommt mir das nur noch bösartig vor, aber damals war ich auf gewisse Weise der Meinung, mit diesem Vorwurf im Recht zu sein. Warum fiel es mir so schwer, eine Verwundung anzuerkennen? Während meine Erinnerungen und Gefühle bis heute wirken, als gehörten sie zu einem Puzzlespiel, dem zu viele Teile fehlen, ist die Antwort in diesem Fall einfach. Für mein Selbstwertgefühl war es wichtig, als erfahren, routiniert, gesund und selbstbewusst zu gelten, was ich laut den Einsatzbeurteilungen meiner Vorgesetzten auch war. In diesen nach Auslandseinsätzen verfassten Einschätzungen wurden meine Professionalität, meine mentale Stärke und meine Belastbarkeit hervorgehoben. Mir bedeutete das viel. Auch in meinem Umfeld hatte ich den Ruf, wie ein Baum zu sein, dem kein Sturm etwas anhaben kann. Ich identifizierte mich sehr mit meiner Arbeit und war stolz darauf, den Bereich der ferngelenkten Luftfahrzeuge bei der Bundeswehr mit aufgebaut und gestaltet zu haben. Die Bundeswehr hatte Ende der Nullerjahre, wie ich schon erzählt habe, eine Fähigkeitslücke, was so viel hieß wie: Wir hatten in der Gewichtsklasse der Heron 1 bislang schlicht keine ferngelenkten Luftfahrzeuge. Im Jahr 2010 brach eine neue Ära an, als die erste geleaste Heron-1-Maschine in Afghanistan eingesetzt wurde. Mit mir als einem von nur vier der zehn ausgebildeten Kameraden. Das war eine große Sache, und ich fand es toll, an diesem Projekt beteiligt zu sein.

Weniger toll war übrigens der Start in dieses neue Zeitalter der ferngelenkten Luftaufklärung. Genau genommen war es ein einziges Debakel, denn schon beim ersten Testflug in Afghanistan ging bei der Landung etwas schief, und die Heron 1 raste über das Flugfeld hinweg, bevor sie in eine geparkte Transall-Maschine der Luftwaffe krachte. Dass es keine Verletzten oder sogar Toten am Boden gab, war reines Glück, denn der Unfall ereignete sich zu einer Uhrzeit, als kaum noch Personal auf dem Flughafen unterwegs war. Beinahe hätte die Maschine, die die Ausmaße einer Cessna hat, zwei zivile Mitarbeiter der Bodencrew erwischt. Nach dem Zusammenstoß war unser Aufklärungsflieger Schrott, und die Transall-Transportmaschine musste aufwendig repariert werden. Zum Millionenschaden kamen auch noch Spott und Unverständnis hinzu. So schlagzeilte eine große Boulevardzeitung: «Sind wir jetzt auch noch zu dumm, die Dinger zu steuern?» Diese Häme berührte mich jedoch nicht, weil sie von etwas viel Schlimmerem überlagert wurde.

Wenige Wochen später, am 2. April, kam es zu einem Feuergefecht zwischen Fallschirmjägern der Bundeswehr und den Taliban. Drei Kameraden verloren in diesem sogenannten Karfreitagsgefecht ihr Leben, und mich quälte die Frage, ob eine Luftaufklärung durch die Heron 1 diese Tragödie hätte verhindern können. Obwohl es Aufklärung durch andere, wenn auch weit weniger komplexe, ferngelenkte Luftaufklärer gab, grübelte ich noch über diese Frage nach, als ich im Flugzeug zurück nach Deutschland saß – während die Gefallenen mit derselben Maschine in die Heimat überführt wurden. Ohne Frage gehörte damit gleich der erste Flug zu den Tiefpunkten unserer afghanischen Mission, und im Verlauf der kommenden elf Jahre sollte es nicht der einzige Verlust einer Maschine bleiben.

Immerhin lag das nicht an der Heron 1 selbst, denn diese Maschine ist bemerkenswert zuverlässig und erfreut sich auch deswegen in den verschiedensten Ländern von Singapur über Indien bis Kanada und Brasilien großer Beliebtheit bei den Luftstreitkräften. Unterm Strich kann kein Zweifel daran bestehen, dass mit diesen Aufklärungseinheiten die Fähigkeiten der Bundeswehr erheblich ausgebaut wurden.

Darum bin ich bis heute stolz darauf, Teil dieser Geschichte gewesen zu sein. Auch weil ich weiß, wie sehr solche Luftfahrzeuge die Sicherheit unserer Bodentruppen erhöhen können.

Außerdem war ich zufrieden, dass mir als ehemaligem Hauptschüler eine solche Laufbahn gelungen war. Dass ich als jemand, der einen schlechten Abschluss hatte, über Aus- und Weiterbildung so weit gekommen war. Ich wollte unbedingt in diesem Bereich weitermachen, und da ich in meinem Job Talent und Ehrgeiz bewies, hatte ich in der Hierarchie eine recht hohe Position inne. Zu meinen großen Ängsten gehörte darum die, all das zu verlieren beziehungsweise meine Arbeit nicht mehr ausüben zu können, weswegen ich noch im selben Jahr 2017 einen weiteren Auslandseinsatz antrat. Normalerweise ließ die Bundeswehr zwei Jahre vergehen, bevor sie jemanden erneut ins Ausland schickte. Bei den Heron-1-Teams verkürzte sich diese Zeitspanne auf wenige Monate. Von uns gab es nun mal nicht viele, und so wurden wir dringend gebraucht.

Die Angst um meinen Job und vor allem mein Ansehen innerhalb der Bundeswehr war so groß, dass ich lieber meine Frau und unsere Beziehung belastete, als Schritte zur Lösung meiner Probleme zu gehen. Vor allem hätte ich mit keinem Wort zugegeben, dass ich vielleicht die Kontrolle über mein Leben verloren hatte. Solange dieser Satz unausgesprochen blieb, solange es keine Mitwisser gab, so bildete ich mir ein, konnte ich das Problem kontrollieren. Wie ein schmutziges Geheimnis, bei dessen Enthüllung man Angst hat, dass sich das ganze soziale Umfeld gegen einen wendet.

Ich vertraute mich weder meiner Frau an noch meinem besten Freund. Warum auch? Ich konnte und kann zwar mit meinem besten Freund über alles reden, auch über Lebenskrisen, aber genau eine solche leugnete ich ja erfolgreich. Zumindest gelang mir das in den meisten Momenten. Heute vermute ich, dass genau diese Fixierung auf beruflichen Erfolg bei vielen Menschen erst die Weichen in Richtung Workaholic und danach Burn-out stellt. Mit einer gesunden Work-Life-Balance hatte mein Leben jedenfalls nichts mehr zu tun.

Ich verdrängte also die Probleme oder bildete mir das zumindest ein. In Wahrheit gelang das nicht, und meine Frau bekam zunehmend Launen ab, die ich früher so nicht hatte. Ich veränderte mich auch sonst von einem eher extrovertierten zu einem immer introvertierteren Menschen. Auch diesen Wandel wollte ich lange Zeit nicht wahrhaben. Eine PTBS ist erstaunlich erfolgreich darin, den eigenen Niedergang und die zunehmende Isolation zu verschleiern. Es gibt den Witz von dem Geisterfahrer, der im Radio hört: «Achtung, auf der A1 kommt ihnen ein Geisterfahrer entgegen», und daraufhin empört ruft: «Einer? Hunderte!» Genau das ist es, was die PTBS im Kopf des Erkrankten anrichtet. Sie vermittelt den Eindruck, dass die ganze Welt um einen herum immer seltsamer wird, man selbst aber nicht.

Einer dieser Geisterfahrer-Momente war ein Festival im Juni 2017. Jessy und ich hatten es schon mehrmals besucht, es war eines unserer Sommer-Highlights. Es hieß «Zuparken» und gehörte zu den etwas ungewöhnlicheren Festivals im Land. Was nicht nur an der Kombination aus Musik- und Surfevent lag, sondern auch an der eigenwilligen Idee, die

Teilnehmer für die Dauer der drei Tage einzuparken, daher auch der Name. Dieses Zuparken auf dem «Zuparken» ergab sich übrigens immer ganz von allein, denn die Teilnehmer reisten zumeist mit Campern an, und die Parkplatzsituation ließ keine andere Wahl, als sich gegenseitig den Weg zu versperren. Tatsächlich mussten wir einmal erleben, wie schwierig dieser Knoten aus Campern und Kleinbussen gelöst werden kann, als sich meine Frau in einem Jahr an der Hand verletzte und wir darum ins Krankenhaus fahren mussten. Wir mussten erst umständlich an mehreren Reihen von Fahrzeugen vorbei, die dem Namen des Festivals alle Ehre machten. Von diesem Unfall abgesehen, verbinden wir mit diesen drei ganz besonderen Sommertagen über die Jahre hinweg fast ausschließlich positive Erinnerungen.

Auch im Jahr 2017 hatten wir wieder Spaß, und trotzdem blieb bei mir das Gefühl, dass es nicht so war wie früher. Ich fühlte mich nicht mehr ganz so fröhlich und gelöst wie sonst. Die Leichtigkeit fehlte, und auch wenn ich mir einzureden versuchte, dass mit dem Alter vielleicht einfach die Lockerheit auf solchen Veranstaltungen nachlässt, ahnte ich in mir drin, dass das nicht der Grund sein konnte.

Zumal das Festival keine Ausnahme war. Es gab immer mehr Anzeichen, dass es mir schlechter ging. Ein weiteres war die Schlaflosigkeit, die sich zunehmend einstellte und die umso beunruhigender war, als ich in meinem Leben selten Probleme mit dem Einschlafen gehabt hatte. Jetzt schlief ich oft schlecht ein oder schlief nicht durch oder wachte auf und lag lange wach. Plötzlich hatte ich Albträume, die ich ebenfalls zuvor nie gehabt hatte. Aus dem Schlaf, der zuvor eine Phase der Erholung und Entspannung war, wurde nun ein belastender Teil des Tages, bei dem ich nie wusste, wie gut ich ihn hinter mich bringen würde. Werde ich nachts aufwachen, Albträume haben, lange wach liegen? Wer schon mit diesen Sorgen ins Bett geht, hat gute Chancen, dass die Nacht tatsächlich wenig erholsam wird.

Wer auch am Tag unsicher und nervös ist, gerät in einen Sog, der auf Dauer gefährlich wird. Vollkommen ignorant war ich nicht, und so fiel mir durchaus auf, dass ich mich in eine falsche Richtung entwickelte. Doch wurde diese Erkenntnis meist schnell wieder von einer Art Gleichgültigkeit abgelöst oder vielleicht auch von einem trotzigen «Komme, was wolle»-Fatalismus, der als Vorwand diente, keine Schritte zu unternehmen. Jedenfalls gelang es mir auf diese Weise, die Tatsache meiner Erkrankung weiterhin nicht anzuerkennen. An den zu seltenen Tagen, an denen ich meine Situation nicht rundheraus leugnete, dachte ich zunehmend darüber nach, ob man mir ein «Outing» als an der Seele schwer Verwundeter überhaupt abnehmen würde. Schließlich hatte ich keine abgetrennten Körperteile, keine Erblindung oder sonstige offensichtliche körperliche Einschränkungen.

Trotz meiner Sorgen wusste ich aber damals schon, dass es mir in früheren Zeiten deutlich schlechter ergangen wäre. So viel hatte ich durch die Beschäftigung mit dem Thema schon mitbekommen. PTBS gab es schon immer, während der Begriff selbst relativ jung ist, er wurde in der zweiten Hälfte des 20. Jahrhundert erstmals verwendet. Vermutlich war es Judith Lewis Herman, eine amerikanische Psychologin, die ihn entwickelt hat, und in jedem Fall wurde er durch sie populär. Dass es neben körperlichen auch geistige Verletzungen geben kann, wussten die Menschen schon in der Antike, die ältesten bekannten Berichte über psychische Belastungen sind über viertausend Jahre alt. Tatsächlich ist es naheliegend, dass es damals eine gewisse Offenheit für dieses Thema gab, da der Mensch als Verbindung von Körper und Geist gesehen wurde. Zwar gingen die weiter gehenden Überlegungen dann zum Teil in sehr abenteuerliche Richtungen, beispielsweise in der Theorie von den vier Körpersäften, die in Harmonie miteinander stehen müssen, weil das Gemüt sonst leidet. Aber solche Überlegungen ermöglichten schon frühzeitig ein Verständnis dafür, dass Menschen auch «unsichtbare» Wunden davontragen können.

Im Mittelalter machten sich christliche Theologen und Mediziner Gedanken über die Seele und den Ursprung von Leid, Trauer und Melancholie. Für das Christentum stellte sich die Frage der geistigen Gesundheit auch deswegen, weil es überall den Einfluss böser Mächte vermutete. Der Teufel konnte Menschen befallen, und auch Hexen trieben ihr Unwesen. Es hatte daher große Dringlichkeit, sich mit dem Seelenzustand und -heil zu beschäftigen, auch wenn die Motivation meist eine gänzlich andere war als in heutigen Therapien.

In der Renaissance und der Neuzeit ging das Interesse am Thema nicht mehr verloren, wobei es erst im 19. Jahrhundert zunehmend mit wissenschaftlicher Methodik und nicht mehr mit den Begriffen der Religion und Esoterik behandelt wurde. Das heißt allerdings nicht, dass es eine gute Zeit für Menschen mit PTBS (oder anderer psychischer Verletzung) war. Das Vorgehen der Ärzte war oft rücksichtslos, und so manches, was aus damaligen Nervenheilanstalten überliefert ist, würde nach heutigen Standards den Tatbestand der Folter erfüllen.

Ein verhängnisvoller Begriff jener Zeit war die «Hysterie». Er wurde zumeist auf Frauen angewendet, die zum Teil über lange Zeit an Betten gefesselt wurden oder zur Heilung Gegenstände in den Unterleib eingeführt bekamen, weil das angeblich eine beruhigende Wirkung auf den Mutterleib haben sollte. Aus heutiger Sicht besteht kein Zweifel daran, dass solche «Therapien» brutal, erniedrigend und vor allen Dingen vollkommen nutzlos waren. Auch bei Männern wurde zum Teil Hysterie ausgemacht. Vor allem bei jenen, die schwere psychische Verwundungen erlitten hatten. Und auch hier kamen Therapieansätze und Heilungsversuche zur Anwendung, die heute schlicht illegal und kriminell wären.

Dennoch gewann man im 19. Jahrhundert wichtige Erkenntnisse über die Möglichkeiten der Verarbeitung traumatisierender Ereignisse. Erstmals kam die richtige Vermutung auf, dass sich traumatische Ereignisse auf gewisse Weise vom Rest des Bewusstseins ablösen. Der Begriff «Schreckneurose» wurde geprägt. Auch in Bezug auf Kriegsversehrte werden psychische Erkrankungen seitdem ernster genommen. Wobei der Weg zu einer weitgehenden Akzeptanz noch weit war, was sich schon an der großen Bandbreite an Begriffen ablesen lässt, die rund um den Ersten Weltkrieg Verwendung fanden. Da war die Rede von «Kriegsneurosen», vom «Granatenschock» oder auch vom «Granatfieber», wann immer es um die sogenannten «Kriegszitterer» ging. Soldaten, die schwer traumatisiert von der Front heimkehrten, stießen in der Heimat zumeist auf Unverständnis und Ablehnung. Wer ein körperliches Gebrechen hatte, genoss einen gewissen Status, wer dagegen «nur» mit einer Verletzung an der Seele zurückkam, spürte die Verachtung der Gesellschaft. Das war nicht nur in Deutschland, sondern in ganz Europa so. «Kriegszitterer» galten als Feiglinge. Aus Großbritannien ist bekannt, dass «Kriegszitterer» auf Befehl der Armeeführung erschossen wurden. Auch auf deutscher Seite kam es zu Hinrichtungen «wegen Feigheit».

Der moderne Begriff der Posttraumatischen Belastungsstörung wurde in der Arbeit mit (Vietnam-)Kriegsveteranen und Opfern häuslicher Gewalt geprägt. Mittlerweile hat sich die Haltung der Gesellschaft und der staatlichen Organisationen gegenüber PTBS-Verwundeten gewandelt, und auch das Wissen über diese Erkrankung steht jetzt auf einem festen Fundament. Es ist bekannt, dass eine PTBS-Erkrankung strukturelle Veränderungen im Gehirn, aber auch im Hormonhaushalt auslöst. In manchen Fällen ist es mittlerweile sogar möglich, diese Verwundung zu «sehen», etwa bei einer MRT-Untersuchung des Gehirns. Eine Kombination aus Medikamenten und Therapie bietet zumeist die besten Chancen darauf, dass die Krankheit zurückgedrängt werden kann. Umgekehrt gilt es als erwiesen, dass eine unbehandelte PTBS die Gesundheit des Betroffenen erheblich gefährdet, da sie etwa zu schweren Herz-Kreislauf-Problemen und Stoffwechselerkrankungen führen kann.

Auch wenn sich die Akzeptanz psychischer Leiden deutlich verbessert hat, gibt es weiterhin Vorurteile. Ehrlich gesagt war ich mir damals sogar sicher, dass mir nicht geglaubt werden würde. Wie kann jemand die ganze Zeit belastbar und zuverlässig sein und plötzlich behaupten, dass er nicht mehr kann? Da wurde die Fassade, die ich viel zu lange aufrechterhalten hatte, zu einer zusätzlichen Falle. Im Nachhinein kann ich sagen, dass meine damaligen Ängste stark übertrieben waren. Natürlich gab es den einen oder anderen, der lästerte oder argwöhnte, meine Karriere sei wohl ins Stocken geraten und diese angebliche Verletzung mein Plan B. Aber das waren Ausnahmen, von denen ich nur über Dritte hörte. Andere Kameraden bestärkten mich und wünschten mir gute Genesung.

Mit großer Sicherheit haben diese Sorgen vor dem, «was werden die Leute sagen», verhindert, dass ich früher Hilfe suchte. Ich ging sogar noch mehrmals nach Afghanistan, wobei diese Aufenthalte zunehmend zu Berg-und-Tal-Fahrten wurden. Mit jedem weiteren Einsatz spürte ich, wie alles immer belastender wurde. Ich hatte elf Jahre lang fast ununterbrochen an Auslandseinsätzen teilgenommen, und das Soldatenleben hatte mich nie überfordert. Mit dem Alltag im Feldlager kam ich gut zurecht, und ich fühlte mich mit meiner Tätigkeit als Sensorbediener wohl. Es wäre sicherlich falsch, die Zeit in einem Feldlager als schön zu beschreiben, aber sie war keine Belastung. Ich ging einem Job nach, den ich mochte, und ich machte ihn gut. Von all dem blieb immer weniger und irgendwann fast nichts mehr übrig.

Im März 2020 traf ich ein letztes Mal in Afghanistan ein. Dieser letzte Einsatz war für mich besonders schwierig, obwohl nichts Dramatisches passierte. Mir fehlte die innere

Ruhe, mir fehlte ein Gefühl der Sicherheit, und mir fehlte die Gewissheit, dass ich dorthin gehöre. Die Schlafstörungen kamen mit voller Wucht zurück, und wenn ich durch die Kameraaugen der Heron 1 einen Einsatzort überwachte, hatte ich Angst, etwas Verdächtiges zu entdecken, während ich gleichzeitig genau deswegen die Landschaft beobachtete. Im Grunde befand ich mich während dieser Einsätze unter Dauerstress, und ich hatte keine Möglichkeit, diesen Stress abzubauen.

Der einzige Teil meines Berufs, bei dem ich mich wie früher fühlte, war die Ausbildung neuer Piloten und Sensorbediener für die Heron 1. In der Theorie oder im Simulator konnte ich durchatmen, da dort unerwartete Begegnungen oder Entdeckungen ausgeschlossen waren. Eine Simulation ist nicht echt, sie ist praktisch ein Computerspiel. Mit dem ferngelenkten Luftfahrzeug da draußen zu sein und Straßen, Dörfer oder verdächtige Personen zu überwachen, hingegen etwas völlig anderes und Unberechenbares.

Allerdings vollzog sich diese ganze Entwicklung über einen Zeitraum von Jahren. Wenn ich hier die innere Unruhe auf einem Festival im Jahr 2017 erwähne, ist das keineswegs der Abschluss einer Leidensgeschichte. Eigentlich stand ich – und standen wir, auch meine Frau Jessy – immer noch ganz am Anfang eines Weges, der stetig bergab ging. Zumal wir in jener Zeit auch sonst durch die dunkelste Phase unserer Ehe gehen mussten. Wir hatten lange Jahre versucht, Eltern zu werden, und es dabei auch mehrmals mit künstlicher Befruchtung versucht. Wir wollten nichts unversucht lassen und mussten uns doch irgendwann mit dem Gedanken abfinden, keine Kinder zeugen oder bekommen zu können. Es fiel uns schwer, das anzuerkennen, weil wir beide immer Kinder haben wollten. Aber offenbar sollte es nicht auf natürlichem Wege möglich sein.

Wir zogen uns daraufhin aber nicht verbittert zurück, sondern überlegten, welche Möglichkeiten es neben leiblichen Kindern noch gab. Für die Adoption eines Jungen oder Mädchens hatten wir schon das Höchstalter erreicht, und auch sonst lagen die Hürden erstaunlich hoch. Darum entschieden wir uns für Pflegekinder. Wir nahmen Kontakt mit dem Jugendamt auf und galten dort als ausgezeichnete Kandidaten für Pflegekinder, von denen es in Deutschland erschreckenderweise ganze 120 000 gibt. Noch bevor uns jedoch ein sogenannter Kindervorschlag gemacht wurde, passierte plötzlich das, womit wir längst nicht mehr gerechnet hatten. Jessy wurde Anfang 2018 schließlich doch noch schwanger, und das mit mittlerweile über vierzig Jahren. Sogar mit eineiigen Zwillingen.

Die Geschwindigkeit dieser Ereignisse überforderte uns beinahe, und so schien sich unser Kinderwunsch doch noch zu erfüllen. Einen Teil der Schwangerschaft war ich – wie so oft – im Auslandseinsatz, und ich bekam in dieser Zeit vom Frauenarzt Ultraschallbilder zugeschickt. Ich saß dann in Afghanistan im Camp Marmal und betrachtete diese faszinierenden Schwarz-Weiß-Aufnahmen, die einen so tief berühren, obwohl darauf fast nichts zu erkennen ist. In diesem Glückszustand vergingen die ersten fünf Monate.

Dann passierte das Schlimmste, was passieren konnte.

Beide Kinder starben noch im Mutterleib. Als wäre das nicht schon grausam genug, mussten sie auch noch auf natürliche Weise zur Welt gebracht werden, da sie schon zu groß für eine andere Form der Geburt waren. So kamen wir in eine Situation, die wir eigentlich nie erleben wollten, und fanden uns, nachdem die Wehen künstlich eingeleitet worden waren, in einem Krankenhauszimmer wieder. Es war, als wollte uns das Schicksal nicht nur brutal verletzen, sondern noch zusätzlich verhöhnen.

Nachdem unsere beiden Sternenkinder schließlich entbunden waren, legte die Hebamme sie mir in den Arm. Ich wollte zuerst nicht, da ich die Vorstellung zu belastend fand, doch sie blieb hartnäckig, und so wiegte ich am Ende doch unseren Noah und unseren Levi und nahm auf diese Weise von ihnen Abschied. Schon in diesem Moment spürte ich, dass diese Begegnung und Berührung, vor der ich mich gefürchtet hatte, in Wahrheit ein wichtiger Teil der Heilung war. Ich konnte danach leichter loslassen und empfand Dankbarkeit für diese wenigen Momente, die ich mit den beiden Kindern hatte.

Als Teil des Trauerprozesses verzichtete ich in diesem Jahr erstmals seit Langem auf weitere Auslandseinsätze. Jessy und ich trösteten uns gegenseitig und ließen uns zugleich Freiräume, eigene Wege der Verarbeitung zu gehen. Schließlich kauften wir uns einen Wohnwagen und machten eine Dänemarktour. Einfach raus, nur Jessy, ich und unser geliebtes Meer. Wie wir es schon so oft zuvor gemacht hatten.

Am Ende dieser Reise stand für uns fest: Wir wollten weiterhin Eltern werden und Kinder in unserem Haus aufwachsen sehen. Den Verlust unserer Zwillinge hatten wir so gut überwunden, wie man eine nicht heilende Wunde überwinden kann, und wir waren bereit, unsere Liebe weiterzugeben. So kamen wir auf die Möglichkeit zurück, ein Pflegekind aufzunehmen. Wir nahmen erneut mit dem Jugendamt Kontakt auf, und schon im September 2018 durften wir mit Miro unser drittes Kind begrüßen, auf das mit Ella 2019 und Sophie 2021 noch zwei weitere Pflegekinder folgten. Unsere beiden verstorbenen Kinder hatten wir im Rahmen einer berührenden Zeremonie in Kiel auf dem Grabfeld für Sternenkinder beerdigt.

Ich erwähne das alles, um zu zeigen, dass wir in jener Zeit familiär sowohl die dunkelsten Täler durchwandern mussten als auch großes Glück empfinden durften. Wobei all diese Ereignisse letztlich von meiner PTBS losgelöst geschahen. Ich litt unter dem Verlust unserer Zwillinge und betrauerte sie und konnte damit auf eine emotionale Weise zurechtkommen. Gleichzeitig freute ich mich wahnsinnig auf unseren Sohn Miro, der unser Leben auf ungeahnte Weise bereichert hat. In all der Zeit vergiftete die Verwundung an der Seele meine Gesundheit weiter, was mir auch körperlich immer mehr zusetzte. Und doch gab es parallel dazu in mir eben auch die normale Verarbeitung von Emotionen. Freude und Leid, Liebe und Verlust, Hass und Glück. All diese Gefühle konnte ich spüren und darauf reagieren, sie erzeugen, zulassen oder bekämpfen. Als wären die einen Gefühle auf einer intakten Straße unterwegs und die anderen hoffnungslos in einem Wald voller Wurzeln, Steinen und Abhängen verloren gegangen.

Eskaliert ist meine PTBS schließlich im ersten Corona-Frühling 2021. Also nach drei Jahren. Wegen des Lockdowns saß ich nur noch zu Hause, während die Einschränkungen durch meine Erkrankung längst mein Sozialleben ruiniert hatten. Selbst in den Supermarkt zu gehen, fiel mir immer schwerer, bis es mir überhaupt nicht mehr möglich schien. Eine totale Blockade im Kopf. Alles sträubte sich in mir, und so konnte ich sogar diese eine soziale Ablenkung, die es in der Pandemie noch gab, nicht mehr wahrnehmen. Allein die Vorstellung, einen Supermarkt zu betreten, zündete ein einziges Stressfeuerwerk in mir. Da brachte mich nichts und niemand mehr hinein. Ebenso gut hätte man mich bitten können, ohne Fallschirm aus einem Flugzeug zu springen.

Dasselbe galt auch für S- oder U-Bahnen und jeden anderen engen und begrenzten Raum. Meine Wahrnehmung war die einer überhitzten Überwachungskamera, die unmittelbar vor dem Kurzschluss stand. Wäre ich in einen Supermarkt gegangen, hätte ich sofort angefangen, manisch die Personen um mich herum zu beobachten und einzuschätzen, während die üblichen Nebengeräusche – zufallende Kühlschranktüren, klirrende Flaschen in der Getränkeabteilung, die dröhnende Aufschnittmaschine beim Schlachter – mich zusätzlich belastet hätten. Es wäre eine absolute Reizüberflutung gewesen, die es mir praktisch unmöglich gemacht hätte, die Dinge zu erledigen, die man im Supermarkt erledigt. Während der schlimmsten PTBS-Phase sah ich bei den wenigen Einkäufen, die ich selbst übernahm, immer wieder wie ein Verfolgter nach links und rechts und fürchtete jeden Quergang. Andere entdeckten hier nur die lange gesuchte

Abteilung für Nudeln oder Hygieneartikel, für mich waren es weitere potenziell gefährliche Unübersichtlichkeiten. Mir fehlte jede Kontrolle über die Situation, und diese Unsicherheit löste irrationale Ängste in mir aus, die an die Oberfläche drängten und mein Denken und Fühlen bestimmten. Mittlerweile ist es besser, aber immer noch eine Herausforderung für mich.

Im Rahmen meiner Therapie hatte ich beispielsweise zusammen mit meiner Psychologin ganz bewusst ein belebtes Einkaufszentrum in Kiel besucht und dabei ein belastendes Erlebnis gehabt, als eine Bäckerei vor meinem geistigen Auge in die Luft flog. Zugleich entging mir auch die Postfiliale nicht, an der Kunden mit Paketen warteten. Auch keine angenehme Assoziation, diese Pakete zu sehen. Und zu guter Letzt hatte uns eine alte Frau bemerkt, weil wir offenbar auffällig unpassend herumstanden, weswegen sie misstrauisch um uns herumlief. Heimlich zwar, aber ich nahm es dennoch wahr. Mein Puls raste, als ich an der Poststelle Pakete bemerkte, in denen alles Mögliche sein konnte: vielleicht Kopfkissen, vielleicht Sprengstoff? Außerdem piepten irgendwo Kassen. Oder waren es tickende Zeitbomben? Ich erlebte diese ganzen Vorgänge beinahe wie eine außerkörperliche Erfahrung, als würde ich das Szenario von oben betrachten, aus der Perspektive der Heron 1. Ich bin in solchen Situationen nie ganz weg, ich bin ansprechbar und kann auch reden. Auch wenn ich meist nur knappe Antworten gebe. Außerdem, und da kommt wieder das Perfide der PTBS heraus, wusste ich die ganze Zeit, dass nichts von dem, was ich gerade sah, wirklich passierte. Und doch bildete ich mir ein, dass es passierte. Eine beklemmende Situation, in der die Bäckerei zur selben Zeit sowohl in die Luft flog als auch nicht in die Luft flog und in der ich zur selben Zeit wusste, dass das passiert, und wusste, dass das nicht passiert.

Obwohl mir also klar war, dass in diesem Kieler Einkaufszentrum nichts passierte, löste mein Kopf die Emotionen aus, die einen Anschlag begleiten. Panik stieg in mir hoch, und es kostete viel Kraft, sie zu unterdrücken. Wenn das gelingt, dann auch wegen der gleichzeitig in meinem Kopf präsenten Stimme der Vernunft, die sagt: «Alles okay, das ist nur der verrückte Teil in deinem Unterbewusstsein, der wieder für Ärger sorgt.» Aber selbst das reicht nicht immer, um die aufsteigende Panik zu vertreiben. Zumal die PTBS leider ein guter Brückenbauer ist. So wurden andere Ereignisse nachträglich eingemeindet und können jetzt ebenfalls Flashbacks auslösen, obwohl die entsprechenden Ereignisse ursprünglich keine psychischen Verwundungen ausgelöst haben. Beispielsweise der Raketenangriff auf unser Feldlager, bei dem die Rakete in meiner Nähe herunterkam. Wie ich erzählt habe, hat mich das damals nicht weiter belastet, und doch sind Geräusche, die an den dumpfen Aufschlag der Rakete erinnern, heute Triggermomente für mich.

Zu meinem Kampf gegen PTBS gehört auch, dafür zu sorgen, dass solche Situationen der Überforderung möglichst selten vorkommen, und auf keinen Fall zuzulassen, dass sie zunehmen. Ich bin dabei auf einem guten Weg. Im Sommer 2023 besuchte ich mit meiner Frau ein Open-Air-Klassikkonzert in Hamburg, ein echtes Wagnis. Wir machten uns früher auf den Weg, da wir wussten, dass die Parksituation angespannt sein würde, und da wir vermeiden wollten, den Wagen weiter entfernt abstellen und dann in den Shuttlebus einzusteigen zu müssen. Es war vollkommen ausgeschlossen, dass ich in einem engen und sicher auch überfüllten Bus durch die Innenstadt rollte. Wir kamen also deutlich früher an und fanden noch einen Parkplatz in der Nähe des Veranstaltungsorts. Die erste Hürde war damit geschafft.

Nun kam direkt die nächste: die Warteschlange am Einlass. Weil wir so zeitig dran waren, war sie noch recht kurz, und so gelang es mir, die Situation zu beherrschen. Etwa zehn Personen standen vor uns, aber nach und nach auch immer mehr hinter uns, wie meine Frau irgendwann erstaunt bemerkte. Ich drehte mich nicht um. Eine unüberschaubare Menschenmenge war nichts, was ich jetzt noch zusätzlich brauchte. Es war schon unangenehm genug zu wissen, dass all diese Menschen da sind. Hätte ich mich umgedreht, hätte ich sofort angefangen, nach Auffälligkeiten und Gefahren zu suchen. Nein, heute nicht. Heute sollte es nicht um PTBS gehen, sondern um gute Musik. Also blieb mein Kopf nach vorne gerichtet, und so konnte ich die Situation, wenn auch angespannt, hinter mich bringen.

Nach dem Eingang ging es durch einen Zuschauertunnel, in dem sich schon viele Besucher aufhielten. Tunnel gehören definitiv auf die Top-Ten-Liste der Dinge, die ich gerne meiden will. Speziell bei diesem kam alles zusammen: Er war eng, er war unübersichtlich, und er war voller Menschen, außerdem dröhnten darin Gelächter und Musik und prallten an den Wänden ab und verstärkten sich dabei weiter. Ich bekam Herzklopfen, meine Nackenmuskulatur verspannte sich.

Eine starke Beklemmung ergriff mich, während ich Schritt um Schritt durch diese gefährliche Umgebung lief. Schließlich aber brachte ich den Tunnel hinter mich und erreichte die Festivalwiese. Einen weiten und offenen Platz. Wir hatten unsere Sitze weit vorne an der Bühne, und so konnte ich erneut darauf zählen, die schiere Masse an Besuchern nicht sehen zu müssen. Als das Konzert begann, legte sich meine Unruhe, und ich konnte mich auf die Musik einlassen.

Nach dem Konzert warteten wir, bis der Zuschauertunnel leer war, um nicht wieder mit anderen hindurchzumüssen. Trotzdem kam darin das Unwohlsein zurück, wenn auch nicht so stark wie vor dem Konzert. Wir machten uns auf den Heimweg, und ich war zufrieden, dass wir dieses Konzert besuchen konnten. Nicht nur, weil ich damit der PTBS ihre Grenzen aufgezeigt hatte, sondern mehr noch aus einem ganz anderen Grund: Diesen Abend hatten wir, Jessy und ich, uns zum siebzehnten Hochzeitstag geschenkt. Noch an unserem sechzehnten Hochzeitstag wäre so etwas nicht möglich gewesen.

Dass dieser Abend gelang, bedeutet mir auch deswegen viel, weil PTBS einem die Teilhabe am sozialen Leben nehmen will. Die Möglichkeit, Dinge zu machen, auf die man Lust hat, vielleicht sogar ganz spontan. Auf Konzerte gehen. Unter Leute gehen. Durch die Straßen spazieren. All diese Dinge, die das freie, gemeinsame Leben ausmachen und die den Gegenpol zu der grauen, einsamen und frustrierenden Welt darstellen, die die PTBS zu bieten hat.

Dass der Kampf gegen die Krankheit ein alltägliches Ringen ist, das niemals mit ihrem vollkommenen Erlöschen enden wird, muss Betroffenen und Angehörigen bewusst sein. Andernfalls wäre die Enttäuschung vorprogrammiert, wenn nach ersten Erfolgen ein Rückschlag kommt. Endgültige Erfolge gibt es hier nicht. Das ist wie bei dem Bau eines Hochhauses in einer Sumpflandschaft. Es ist schwer, dort zu bauen, weil der Untergrund instabil ist, aber man kann unter Umständen trotzdem etwas ganz Passables in die Höhe ziehen. Es kann jedoch auch immer wieder passieren, dass der Boden leicht nachgibt und das Gebäude dann erst mal schief in der Landschaft steht, bis es wieder stabilisiert wird. Es wäre naiv, die PTBS zu unterschätzen, denn sie hat aus dem stabilen Fundament der eigenen Psyche eine Sumpflandschaft gemacht.

Zum Thema Teilhabe am sozialen Leben und zu den Herausforderungen, die es dabei für Erkrankte gibt, fällt mir noch ein weiteres Beispiel ein. In dem kleinen Ort, wo ich wohne, gibt es einmal im Jahr ein Volksfest mit dem Namen «Vogelschießen». 2023 entschied ich mich, mit der ganzen Familie dorthin zu gehen. Genau genommen drängte mich meine Frau dazu, denn auch sie hat natürlich ein Interesse daran, dass sich mein sozialer Bewegungsraum erweitert. Im Vorfeld bereitete ich mich gedanklich auf verschiedene Eventualitäten vor und ging den Besuch durch wie eine Einsatzmission. Worauf konnte ich im «Zielgebiet», also auf dem Volksfest, stoßen? Laute Musik, laute Menschen, schrille Geräusche, hektische Bewegungen.

Schließlich ging es los, und bald kamen Jessy, unser Sohn, unsere beiden Töchter und ich auf dem Platz an. Am Vormittag standen Kinderspiele im Mittelpunkt, und eine einzige

Aufsichtsperson versuchte, die quirlige Schar irgendwie in den Griff zu bekommen. Sie rief dabei oft zu weiter entfernten Kindern hinüber, und schon die ganze Aufregung, die dabei entstand, ließ bei mir eine Anspannung entstehen. Ich wurde immer einsilbiger, was ein klares Vorzeichen dafür ist, dass mich eine Situation zu überfordern beginnt. Während meine und andere Kinder an den vorbereiteten Spielen teilnahmen, bei denen die Gewinner zu Königinnen und Königen gekürt wurden, war ich vollends beschäftigt mit dem Versuch, mich zu entspannen.

Zusätzliche Sorgen hatte ich mir vor der Ankunft gemacht, weil ich die anderen Dorfbewohner zum Teil schon lange nicht mehr gesehen hatte, während sie über meine Situation Bescheid wussten. Über ihre Reaktionen hatte ich mir ebenfalls Gedanken und Sorgen gemacht, was sich aber letztlich als völlig unbegründet herausstellte. Es war eine freundliche Begrüßung, und eigentlich war meine Situation danach auch kein Thema mehr. Ich wurde nicht wie ein bemitleidenswerter Kerl behandelt, der sich jetzt mal für zwei Stunden ans Licht traut und danach wieder in seinem Haus versteckt.

Das änderte aber alles nichts daran, dass ich mich zunehmend unwohl fühlte. Nacken und Rücken verspannten sich nach einiger Zeit, und ich hatte das seltsame Bedürfnis, unsere Kinder immer beisammenzuhalten. Wenn sich eines entfernte, holte ich es zurück. Vielleicht versuchte ich auch einfach, eine Aufgabe zu finden, die mich ablenkte.

Kurzum, dieser Besuch am Vormittag verlief nicht so wie erhofft. Meine Frau merkte das auch und mir schlug vor, mit unseren beiden Töchtern eine Weile nach Hause zu gehen, um mich dort auszuruhen. Was ich dann auch tat, aber nicht, ohne Jessy davor anzufauchen, sie solle nicht mit mir reden, als ob ich ein Kind wäre. Wie gesagt, der Vormittag verlief nicht so wie erhofft.

Später kehrte ich mit unseren Töchtern zurück. Vielleicht hatte die Auszeit zu Hause gutgetan, oder ich konnte mich jetzt besser auf die Volksfestsituation einstellen, weil ich sie am Vormittag schon kennengelernt hatte. Am Abend gingen Jessy und ich schließlich ohne unsere drei Kinder erneut zum Fest, und in dieser Zeit fühlte ich mich am wohlsten. Die Stimmung war gut, die Leute entspannt, das Wetter angenehm. Kein Vergleich zur Situation am Vormittag. Von daher konnte ich den langen Volksfesttag letztlich doch als Erfolg werten.

Wichtig aber ist es zu verstehen, dass hinter jedem solchen Erfolg immer auch eine große Frustration lauert, die nur auf ihre Gelegenheit wartet. Denn es ist nicht normal, dass ein Volksfestbesuch mit so vielen Mühen und Einschränkungen verbunden ist. Für die allermeisten Menschen ist das nicht so, und für mich war es das vor meiner Erkrankung auch nicht. Die soziale Teilhabe ist für die meisten Menschen so leicht zu verwirklichen, dass sie sich darüber keine Gedanken machen. Wer Hunger hat, fährt in den Supermarkt und kauft sich etwas oder setzt sich in das nächste Restaurant. Das sind normalerweise keine Entscheidungen, die das Leben der Menschen lähmen oder beherrschen. Vor allem sind es keine, bei denen sie abwägen, ob sie sich das an diesem

Tag zutrauen, um womöglich zu dem Ergebnis zu kommen, dass es ihnen zu viel ist. Ich weiß, wie sehr mich die PTBS zurückgeworfen hat und wie viele Selbstverständlichkeiten in meinem Leben von ihr abgeräumt wurden. Das ist frustrierend, aber genau das ist auch schon ein entscheidender Punkt. Wie geht man mit diesem Frust um? Lässt man sich gehen und versinkt in Selbstmitleid und irgendwann in Selbsthass und betrauert sein Los, oder versucht man, sich aufzurichten und das eigene Leben, das die Krankheit in viele Teile zerschlagen hat, wieder Stück um Stück aufzubauen?

Für mich liegt der Fokus mittlerweile eindeutig darauf, eine Entwicklung zu machen und im Rückblick das Gefühl haben zu können, dass ich heute weiter bin als vor einem Monat und dass ich vor einem Monat weiter war als vor zwei Monaten und so weiter. Gleichzeitig versuche ich aber auch, den Druck rauszunehmen, vorankommen zu müssen. Ich muss und kann da nicht funktionieren wie eine Maschine, die langsam wieder hochfährt. Darum suche ich zwar nicht aktiv Orte auf, an denen ich mich unwohl fühle, um in der direkten Konfrontation meine Emotionen zu «trainieren», aber ich meide sie auch zunehmend nicht mehr. Das heißt: Ich nehme mir nicht vor, in der nächsten Woche mindestens einmal in den Supermarkt zu gehen, aber wenn ein Einkauf ansteht, übernehme ich ihn. Immer dem Ziel folgend, dass ich selbst über mein Leben bestimme und nicht die PTBS.

Neben der Frustration, die im Hintergrund immer präsent ist, gibt es weitere Gefahren. Wer seinen Sinnen zum Teil nicht mehr trauen kann, muss aufpassen, nicht insgesamt das Vertrauen in die eigene Urteilskraft zu verlieren.

Auch ich merke, dass ich mehr darüber nachdenke, ob ich Dinge womöglich über- oder unterbewerte. Ich sehe die Bäckerei in einem Kieler Einkaufszentrum in die Luft fliegen, ein Teil meiner Psyche ist also definitiv nicht vertrauenswürdig. Woher soll ich also wissen, dass mein Blick auf die Welt nicht von vornherein manipuliert ist? Diese Angst hat jeder Betroffene, und es ist wichtig, da nicht in einen Strudel der Unsicherheit zu geraten.

Ich selbst kann gut unterscheiden zwischen PTBS-manipulierten Emotionen und meinem normalen Blick auf die Welt. Aber die Gefahr, sich in einer Art Self-Gaslighting verrückt zu machen, ist gegeben und damit ein Alltag, der von selbst eingeredeten Täuschungen, Irrtümern und Missverständnissen geprägt ist. Wobei auch das soziale Umfeld eine wichtige Rolle spielt. Wer seinem Partner oder anderen nahestehenden Personen vertrauen kann, hat damit schon eine nicht zu ersetzende Stütze. Ich habe das Glück, eine solche zu haben.

Es gibt eine weitere Spielart der Selbstdemontage, die weitverbreitet ist. Ich rede von der falschen Solidarität zwischen Betroffenen, die sich gegenseitig die Hoffnungslosigkeit der eigenen Lage einreden. Vor allem in Internetselbsthilfegruppen und -foren gibt es Tendenzen, einen solchen destruktiven Grundton anzustimmen. Solche Gruppen sind gefährlich und sollten unbedingt gemieden werden. Ich habe selbst Erfahrungen mit Menschen gemacht, die sich in einer Art «Verlierer-Pakt» verbündet haben und damit die eigene Genesung massiv erschweren, wenn nicht gar unmöglich machen. Die Teilnehmer in solchen Kreisen ziehen sich gegenseitig runter und sorgen so dafür, dass niemand Fortschritte macht. Man kennt diese Art von schädlicher Gruppendynamik aus vielen anderen Bereichen, in denen Menschen mit psychischen Problemen zu kämpfen haben, und die PTBS-Betroffenen stellen da keine Ausnahme dar. Ich möchte hier nicht falsch verstanden werden, diese Leute sind keine schlechten oder gar bösen Menschen, sie wollen nicht bewusst anderen und sich selbst schaden, aber sie haben ein massives Problem mit ihrer inneren Einstellung und ziehen sich und andere damit nur immer weiter runter.

Noch einmal zurück in die schwere Zeit der Pandemie. Die zusätzliche Isolation durch den Lockdown verschlimmerte meinen Zustand massiv. Jessy und ich waren immer ein aktives Paar gewesen, und sicherlich hatten unsere Reisen zur Entspannung beigetragen, weil neue Eindrücke und die freie Bewegung eine gewisse Unbeschwertheit mit sich bringen. Eine gute Gelegenheit, sich abzulenken, die Akkus aufzuladen und gestärkt in den Alltag zurückzukehren, wo sich diese Akkus durch die fortschreitende Erkrankung immer schneller wieder leerten. Doch jetzt gab es diese Ausbrüche aus dem Alltag nicht mehr. Keine Besuche in Dänemark, keine Fahrten mit dem Wohnwagen, kein Meer und keine Abende auf dem Campingplatz. Es gab nur noch die eigenen vier Wände mitten in einer Pandemie, deren Ausmaß damals noch niemand absehen konnte.

Zu Hause wurde ich nun wegen Kleinigkeiten laut, schrie herum und stritt mich mit Jessy. Manchmal brauchte es nicht mal den geringsten Auslöser. Schon, dass wir nicht stritten, konnte zum Streit führen. Es war praktisch nicht mehr möglich, ein normales Gespräch mit mir zu führen. Egal über welches Thema. Vermutlich stand in dieser Phase unsere Ehe mehr als einmal vor dem Scheitern, wobei ich kaum darüber nachdachte, wie nahe Jessy wohl dem Punkt war, alles hinzuschmeißen. Waren diese ständigen Konfrontationen mit meiner Frau denn wenigstens der Anlass, endlich die Wahrheit zu akzeptieren und zum Arzt zu gehen? Leider nein, auch wenn ich es gerne behaupten würde, um ihnen zumindest im Rückblick irgendetwas «Gutes» andichten zu können.

Zum Auslöser für den Arztbesuch wurde eine Telefonkonferenz. Es ging um nichts Besonderes. Jedenfalls um nichts, was im Büroalltag nicht ständig vorkommt. Man ärgert sich kurz über eine Entscheidung des Vorgesetzten oder die Bemerkung eines Kollegen, hakt die Sache ab, und schon bald ist sie vergessen. Vielleicht wurde ein Termin unglücklich gelegt, ein Urlaubstag nicht genehmigt oder eine Besprechung vom Vormittag auf den Nachmittag verschoben. Auf diesem Niveau spielte sich das ab. Eine Lappalie rund um irgendwelche Regularien. Und doch war ich schon während des Gesprächs ungehalten und schroff, wurde sogar ausfällig. Ich konnte mich nur mit Mühe zusammenreißen, es nicht abzubrechen. Dass ich danach noch mit meiner Frau aneinandergeriet, passt natürlich ins Bild. Ich war vollkommen aufgelöst. So lange hatte ich gegenüber der Bundeswehr eine Fassade aufrechterhalten. Und ausgerechnet in Anwesenheit meiner Kameraden hatte ich mir gerade einen verbalen Aussetzer geleistet, der für Außenstehende nicht zu erklären war.

Das machte mich fertig, nicht der anschließende Streit mit Jessy. Ich erwähne das nur, um zu zeigen, wie gleichgültig ich diese Auseinandersetzungen mit ihr austrug. Sie veranlassten mich nie, endlich aktiv zu werden und mir helfen zu lassen. Im Gegenteil, ich reagierte umso sturer, je mehr Jessy mir ins Gewissen redete. Die traurige Wahrheit ist, dass erst der schöne Schein nach außen hin vergehen musste, bevor ich endlich Konsequenzen zog.

Nachdem ich über Jahre hinweg die Krankheit geleugnet und verdrängt hatte, meiner Frau nicht geglaubt hatte und stattdessen auf die jämmerliche Idee gekommen war, ihr umgekehrt psychische Probleme einzureden, machte ich mich also auf den Weg zum Arzt – an einem Tag, an dem ich beim Aufstehen noch nicht gedacht hatte, dass ich das heute machen würde. Vielleicht war genau das wichtig, dass ich mich selbst mit dieser Entscheidung überrumpelte. Ich packte alle meine Unterlagen zusammen und ging zum Truppenarzt an meinem Standort.

Zuvor hatte mir ein wenig Sorge bereitet, dass der Arzt neu war und ich ihn darum noch nicht gut kannte. Sein Vorgänger wiederum hatte längst zum Inventar gehört, und jeder Soldat hatte schon Bekanntschaft mit ihm gemacht. Zusätzlich gab es Stimmen, die sich negativ über «den Neuen» äußerten. Er sei unnahbar, distanziert, nicht empathisch. Ich weiß nicht, ob etwas an dieser Kritik dran war, kann mir aber vorstellen, dass sein eigentliches Vergehen darin bestand, nicht sein Vorgänger gewesen zu sein. Ob nun freundlich oder nicht, spielte für mich an diesem Punkt ohnehin keine Rolle mehr. Ich suchte keinen Freund, ich suchte Hilfe, und so betrat ich schließlich seine Ambulanz und legte ihm an meinem Reinen-Tisch-machen-Tag die Mappe mit den TIC-Zetteln hin. Begleitet von der schlichten Feststellung: «Ich kann nicht mehr.»

Ich empfand seine Reaktion darauf als angemessen und ermutigend, während der Arzt in mir vermutlich einen Mann erkannte, der mindestens einem Nervenzusammenbruch nahe schien. Er sprach mit beruhigenden Worten auf mich ein und erläuterte, was es für Möglichkeiten gibt, meine Krise zu überstehen. Neben uns beiden befand sich eine junge Ärztin mit im Zimmer, die ihren ersten Praktikumstag hatte. Vermutlich hatte sie nicht erwartet, so schnell ein erstes Wrack vor sich zu haben.

Nach dem Arztbesuch setzte ich mich ins Auto und schrieb noch auf dem Parkplatz in die WhatsApp-Gruppe meiner Teileinheit, dass ich erst mal ausfallen würde. Mehr verriet ich nicht. Nur meinem Chef teilte ich mit, was genau los war. Und schließlich, als ich wieder zu Hause war, folgte auch ein Gespräch mit Jessy. Einerseits war sie erleichtert, weil nun endlich Chancen auf Heilung oder zumindest Linderung bestanden, aber das Ausmaß des Problems beunruhigte sie dennoch. Meine Ausführungen blieben kurz und prägnant. Ich weiß auch, dass ich ihr nicht zugestehen konnte, dass sie die ganze Zeit mit ihren Befürchtungen recht gehabt hatte. Wobei das bei unserem Gespräch kein Thema war. Wir redeten ernst und sachlich über meine Situation und versuchten, uns für das zu stärken, was auf mich und uns zukommen würde. Wenn ich an diesen Tag denke, wirkt es beinahe manisch, wie nimmermüde ich in wenigen Stunden Schritte unternahm, die ich über Jahre hinweg nicht gehen wollte. Womöglich ging es aber nicht anders.

Nachdem endlich Fakten geschaffen waren, ging es aber nicht sofort in eine Therapie. Erst musste eine offizielle Diagnose her. Im Hamburger Bundeswehrkrankenhaus wurden verschiedene Tests durchgeführt. Fragebögen mussten ausgefüllt und Gespräche geführt werden. Es gab Übungen zur Konzentrationsfähigkeit und Belastbarkeit, und auch mein körperlicher Zustand wurde geprüft. Diese Testreihen erstreckten sich über zwei Tage und brachten mich physisch und psychisch an meine Grenzen. Als mir schließlich in einem Umschlag der Befund ausgehändigt wurde, empfahlen die Mitarbeiter, ihn nicht zu lesen. Das solle besser der Arzt machen, meinten sie, damit ich mit der Diagnose und deren Deutung nicht allein sein würde. Ich nahm den Umschlag mit und fuhr nach Hause.

Übrigens denke ich nicht, dass ein Patient nach so belastenden Untersuchungen allein ins Auto steigen sollte. Ich fühlte mich weder mental noch körperlich in der Verfassung, einen Wagen durch den Verkehr zu steuern. Später schrieb ich dem Bundeswehrkrankenhaus, dass es sicherlich von Vorteil wäre, künftig für solche Situationen eine Fahrbereitschaft anzubieten oder dem Patienten dringend zu raten, in Begleitung zu kommen. Ob mein Vorschlag zu irgendetwas geführt hat, weiß ich nicht.

Zu Hause angekommen, hielt ich mich meinerseits nicht an den Ratschlag aus dem Krankenhaus und las den Befund. Es ist nicht so, dass ich viel von dem Ärztedeutsch verstanden hätte. Aber es war doch genug, um zu erkennen, dass meine Einsatzverwundung tatsächlich als Einsatzverwundung anerkannt wurde. Nun hatte ich vor mir die schriftliche Bestätigung, kein Simulant zu sein.

Vor allem hatte dieser Schritt aber auch beträchtliche verwaltungspolitische Folgen. Die Verwundung meiner Psyche wurde ab sofort behandelt wie eine äußerlich sichtbare Verwundung anderer Schwerverletzter. Nachdem diese entscheidende Anerkennung stattgefunden hatte, galt es noch eine letzte Hürde zu nehmen: einen Therapieplatz zu finden.

Leider gibt es in Deutschland viel zu viele Menschen, die eine Therapie benötigen, und viel zu wenige, die einen Therapieplatz anbieten. Trotzdem gelang es mir durch viel Glück und über eine Therapeutin, die mich zwar nicht aufnehmen konnte, aber an eine Kollegin weiterverwies, an einen Platz zu kommen. Damit begann für mich eine neue Phase. Nachdem ich über drei Jahre hinweg unter meiner Verwundung gelitten und seelisch wie auch körperlich abgebaut hatte, fing ich an, mich zu wehren. Ich wollte nicht, dass die PTBS mich weiter beherrscht. Ich wollte wieder Herr über mein Leben sein und nicht mehr auf gute Tage hoffen müssen, an denen ich die Erkrankung halbwegs gut verdrängen konnte. Nachdem ich so oft in Kriegsgebieten auf aller Welt im Einsatz gewesen war, begann nun der für mich wichtigste Kampf: der um meine eigene Gesundheit.

KONFRONTATION

W enn die PTBS sich meldet, wenn sie an der Tür klopft und ins Zimmer schaut, bitte sie nicht herein. Sag ihr, dass du jetzt keine Zeit für sie hast.»

In der Therapie bekam ich unter anderem diesen Ratschlag. Am Anfang kam mir das etwas infantil vor, und ich konnte mich auf solche Bilder nicht richtig einlassen, aber nach und nach verstand ich ihren Wert. Es geht darum, Kontrolle zurückzuerlangen. Niemand hat das Recht, ungefragt in mein Haus zu kommen, und ich darf jemanden, der um Einlass bittet, auch abweisen. Genau das soll dieses Bild vermitteln. Wenn die PTBS versucht, sich aufzudrängen, muss ich die Initiative behalten und sie abwehren. Nicht die PTBS bestimmt über mein Leben, sondern ich.

Bevor meine Therapie begann, hatte ich noch einigen

Papierkram zu erledigen. Mit der Bestätigung der Erkrankung in der Tasche saß ich bei meiner Truppenärztin, die mit einer gewissen Bestürzung auf meine Diagnose reagierte. Als kompetente Ärztin machte sie sich Gedanken, warum sie mein «doppeltes Spiel» so lange nicht erkannt hatte, ich war ihr immer als Vorzeigepatient ohne nennenswerte Probleme vorgekommen. Doch letztlich kann eben auch das beste medizinische Team nicht hinter die Stirn eines Patienten blicken und seine geheimsten Gedanken lesen. Bei meinem Besuch standen weniger Untersuchungen an als der Kampf mit komplizierten Fragebögen und anderen Dokumenten. Vor allem ging es um die Frage, was für ein Grad der Schädigung vorlag. Dafür musste das entsprechende Wehrdienstbeschädigungsformular bearbeitet werden. Ab einem Wert von dreißig setzt sich die ganze Maschinerie an Unterstützungsleistungen in Bewegung. So hat man dann beispielsweise Anspruch auf Versehrtenrente.

Dass selbst meine Truppenärztin von meiner Diagnose überrumpelt war, zeigt, wie gut Menschen darin sind, Verletzungen zu verbergen. Vor allem, wenn sie nicht äußerlich sichtbar sind. Allerdings trifft das auf PTBS-Erkrankte nur zum Teil zu. Es gibt immer auch körperliche Symptome. Bei mir waren das unter anderem ein schmerzender Nackenbereich und ein Asthma, das sich im Zuge der Erkrankung entwickelte. Körperlicher Verfall folgt in jedem Fall dem psychischen.

Ich überschritt den Schwellenwert von dreißig, wobei ich dieses Ergebnis erst nach einem Jahr erfuhr. Bei solchen Untersuchungen vergeht leider oft wahnsinnig viel Zeit, da es im medizinischen Bereich zu wenig Personal gibt. Allerdings hatte das Warten keine Auswirkungen auf meine Suche nach einem Therapieplatz, mit der ich unmittelbar nach den Tests begann.

Vielleicht war es von Vorteil, dass ich ein wenig blauäugig an diese Herausforderung herangetreten bin. Jedenfalls machte ich mir keine Gedanken darüber, was ich im Falle einer erfolglosen Suche machen sollte. Einen Plan B gab es nicht. Ich sammelte alle Telefonnummern von Kliniken, Praxen und Beratungsstellen, die ich finden konnte, und legte los. Es gab einige Absagen, doch eine davon, wie schon angedeutet, führte mich schließlich zu meiner heutigen Therapeutin. Anfangs sah ich sie zweimal in der Woche, später einmal. Mittlerweile besuche ich sie nur noch alle paar Monate. Immer mit der Möglichkeit, die Intervalle zu verkürzen, wenn nötig.

Ich hatte Anfang April die Suche begonnen und Ende Mai die erste Sitzung. Das ging wahnsinnig schnell, viele Patienten müssen Monate oder sogar Jahre warten, bis sie psychologische Hilfe erhalten. Mir kam zugute, dass ich systematisch jeden Kontakt genutzt hatte, den ich in die Finger bekam. Und doch entschieden letztlich vor allem Glück und Zufall. Was hätte ich nun aber gemacht, wenn die Suche erfolglos verlaufen wäre? Ich wusste nur zwei Dinge. Zum einen, dass ich eine stationäre Behandlung ausschloss. Es hätte die Möglichkeit gegeben, für mehrere Monate in eine Klinik zu gehen. Nachdem ich aber mehr als ein Jahrzehnt lang so oft von zu Hause weg gewesen war, wollte ich nicht schon wieder verschwinden. Auch deshalb, weil ich mittlerweile drei kleine Kinder hatte. Die andere Sache betraf die Therapie selbst: Ich würde sie durchziehen! Sogar dann, wenn ich nicht wirklich an ihre Erfolgschancen glauben würde. Zu Beginn war das tatsächlich der Fall, aber ich behielt es für mich. Schon meiner Frau zuliebe wollte ich die Therapie nicht frühzeitig abzubrechen. Eine zu distanzierte Einstellung wäre vermutlich schon gleichbedeutend mit dem Scheitern der Behandlung gewesen. Meine Frau jedenfalls setzte, nachdem ich sie so lange mit meiner Erkrankung belastet hatte, ihre ganzen Hoffnungen auf diese Therapie.

Kostete es Überwindung, sich Hilfe zu suchen? In dieser Phase meiner Erkrankung nicht mehr. Warum auch? Das Kind war ja so gesehen schon in den Brunnen gefallen, und nun hieß es, endlich dagegenzuhalten. Denn der späten Bereitschaft, sich helfen zu lassen, standen eben auch drei Jahre des Verdrängens, Leugnens und Abstreitens gegenüber. Was mich in dieser Phase ebenfalls längst nicht mehr beschäftigte, war die Meinung meiner Kameraden. Würden sie mich womöglich offen oder hinter meinem Rücken verurteilen, würden sie Zweifel an der Ernsthaftigkeit einer Erkrankung haben, die nicht durch körperliche Beeinträchtigungen «bewiesen» werden kann, oder mir gar unterstellen zu simulieren? Das alles interessierte mich nicht mehr – wobei diese Unterstellungen tatsächlich von dem einen oder anderen geäußert wurden. Zugleich gab es auch viel Unterstützung, doch dazu später mehr.

Ich konzentrierte mich jetzt nur noch darauf, gesund zu werden oder zumindest so gesund wie möglich. Um für meine Familie da sein zu können, um ein guter Ehemann und Vater dreier Kinder zu sein. Jetzt hieß es endlich «family first». Ich hatte zuvor noch nie eine Therapie gemacht, kannte auch privat keine Psychologen und bezog mein gesamtes Wissen über den Ablauf einer Sitzung aus Filmen und Cartoons. Wobei ich sagen muss, dass die Praxis dem, was ich mir vorgestellt hatte, tatsächlich nahekam.

Das Behandlungszimmer war hell und weiträumig, und man konnte durch das Fenster in den Innenhof schauen. Ein Cocktailsessel und ein kleiner Schreibtisch dominierten den Raum, auf einem Beistelltisch zog eine Uhr die Aufmerksamkeit auf sich – ein gar nicht so subtiler Hinweis darauf, dass bei aller Zeit, die man sich hier für den Patienten nimmt, ebendiese Zeit auch stoisch heruntertickt und andere Patienten auf ihre Sitzung warten. Neunundfünfzig Minuten, achtundfünfzig Minuten, siebenundfünfzig Minuten. Tick, tick, tick. Zusätzlich gab es eine Stehlampe und ein Whiteboard. Insgesamt machte die Einrichtung ein wenig den Eindruck eines Cafés, wo mit Freunden über Gott und die Welt plaudern kann. Oder eben über PTBS.

Als Allererstes aber fiel mein Blick auf ein Bild an der Wand. Ein klassisches Naturgemälde, das einen Reiher zeigte. Es fiel mir nicht auf, weil es besonders schön war, sondern wegen eines erstaunlichen Zufalls. Ausgerechnet dieses Tier. Warum verblüffte mich das so? Weil ich an der Heron 1 ausgebildet wurde und «Heron» das hebräische Wort für «Reiher» ist. Noch genauer, für «Graureiher». Ein Wink des Schicksals? Ich weiß es nicht.

Als schließlich die Therapie begann, war ich enttäuscht. Ich könnte nicht genau erklären, warum, und ich habe auch mit niemandem darüber gesprochen. Aber ich hatte wohl gehofft, dass meine Probleme, sobald ich in der Praxis auftauchte, sofort spürbar abnehmen würden. Nein, eigentlich hatte ich sogar die Haltung, dass mir eine Wunderheilung irgendwie zustand. Immerhin war ich endlich bereit gewesen, mich in diese Praxis zu begeben. Das sollte doch reichen. Daraus lässt sich schon schließen, dass ich ein eher ungeduldiger Charakter bin. Wenn ich mich mit etwas beschäftige, möchte ich schnell erfolgreich sein und Ergebnisse sehen. Es dauerte, bis ich merkte, dass es für mich keine Wunderheilung geben würde und dass eine Therapie auch nichts ist, das schnell zum erhofften Ergebnis führt. Die Behandlung begann mit fünf Schnupperstunden, in denen der Patient und die Therapeutin herausfinden sollten, ob die Chemie stimmt. Und auch wenn das für mich in Ordnung war, hatte ich den Eindruck, dass nichts voranging.

Heute weiß ich, dass ich viel zu viel auf einmal wollte. Ich musste erst akzeptieren, dass ein solcher Prozess kein Sprint ist, sondern ein Marathonlauf. Leider noch dazu ein Marathonlauf, bei dem die Ziellinie nicht überquert wird, sondern sich immerzu vor einem befindet. Das anzuerkennen, gehört ebenfalls zur Akzeptanz. PTBS ist keine Erkrankung, die irgendwann hinter einem liegt, sie bleibt immer Teil des Lebens. Sie wird immer wieder an die Tür klopfen und hereinwollen. In einer Therapie lernt man, diesem ungeliebten Hausgast möglichst oft und möglichst entschieden mitzuteilen, dass er nicht willkommen ist.

Wenn ich auf den Begriff bringen sollte, was in einer PTBS-Therapie am wichtigsten ist, dann würde ich sagen:

Akzeptanz. Dinge zu akzeptieren, die nicht zu ändern sind, heißt auch, sich ein möglichst realistisches Bild von dem zu machen, was sich ändern lässt. Selbstbetrug führt mit Sicherheit zum Scheitern einer Therapie. Der Akzeptanz folgt die Entwicklung eines Plans: Wo stehe ich, wo will ich hin, und wie komme ich dorthin?

Also wo stand ich? Zu Beginn der Behandlung war ich ein seelisches Wrack, das nach außen hin noch halbwegs den Schein wahren konnte, weil ich mich immer sehr bemüht hatte, einen ordentlichen Eindruck aufrechtzuerhalten. Wobei ich längst auch körperlich abgebaut hatte und wie erwähnt mit Rücken- und Nackenschmerzen kämpfte sowie mit einer Form von Asthma, die offenbar psychosomatischen Ursprungs war.

Wo wollte ich hin? Eindeutig zurück in eine stabile Familie mit meiner Frau und unseren drei Kindern. Eine Familie, die nicht unter meiner Krankheit leiden muss und für die ich ein verlässlicher Ehemann und Vater sein kann.

Und wie konnte ich dorthin kommen? Indem ich die PTBS zähmte und ihr so wenig Macht über mich ließ wie möglich. Das erste Ziel bestand darin, die Flashbacks, die mich immer wieder in traumatisierende Situationen in Afghanistan zurückholten, in den Griff zu bekommen. Heimtückisch sind Flashbacks, weil sie wie aus heiterem Himmel kommen können. Es reichen scheinbar harmlose Auslöser, um einen Dominoeffekt in meine eigene Panikwelt hinein auszulösen, gefolgt von sinnlosem Grübeln und schlaflosen Nächten.

117

Als ich schon in Therapie war, fuhr ich einmal mit Jessy und den Kindern nach Rendsburg, um dort Schuhe für unseren Großen zu kaufen. Eine gemütliche Reise über Land von unserem Dorf in die kleine Stadt.

Schon fast am Ziel, hielt ich an einem Stoppschild an. Ich schaute beiläufig nach oben und sah das Minarett der Rendsburger Moschee. Sofort bekam ich einen Flashback, der mich in den Einsatz von 2017 zurückkatapultierte. Zu den belastenden Bildern gehört es, mit dem Blick aus der Vogelperspektive halb um das Minarett in der afghanischen Militärbasis herumzufliegen, gefolgt von einzelnen Szenen aus dem Gefecht. Dieses halbe Umkreisen des Gebetsturms steht fast immer am Anfang der Flashbacks. Es hat nachgelassen, aber ich könnte nicht mit Sicherheit sagen, dass der Blick auf ein Minarett nicht jederzeit wieder einen solchen Rückschlag auslösen könnte. Allerdings birgt auch jedes andere sakral wirkende Gebäude diese Gefahr. In einem Outletcenter in Neumünster gibt es einen Turm, der offenbar an eine Kirche erinnern soll. Auch dieser sorgt bei mir für Beklemmung. Jedenfalls reicht schon eine solche Assoziation, um eine Kettenreaktion auszulösen, und ein Minarett ist nun mal der direkteste Anstoß, an das Minarett in der afghanischen Militärbasis zu denken. Darum löst ein solcher Anblick am wahrscheinlichsten einen Flashback aus.

Es ist nicht so leicht zu beschreiben, was im Zuge eines Flashbacks passiert. Er passiert mit einem. Als würde im Fernsehen ein harmloser Spielfilm schlagartig zum Horrorfilm werden, der sich nicht mehr ausschalten lässt. Ich nehme in solchen Situationen meine Umgebung weiterhin war, ich erstarre also nicht. Aber ich bin gestresst, gereizt und nahe an oder in einem Zustand der Panik.

Wir konnten den Weg zum Schuhladen danach fortsetzen, doch der Flashback belastete mich den ganzen weiteren Tag und hielt mich auch in der Nacht lange wach. Ich liege dann im Bett, stehe auf, laufe ohne Ziel umher und grüble ohne Sinn. Was wesentlich zermürbender ist, als es sich anhört. Mit dem Grübeln nicht aufhören zu können, ist eine schwer belastende Situation und kaum aufzubrechen, denn auch das Grübeln über das Grübeln ist Grübeln, und das Grübeln über das Grübeln über das Grübeln, und so weiter. Vielleicht sind Flashbacks für die Seele so etwas Ähnliches wie für den Körper der Kater nach dem trinkseligen Abend, nur ohne die gute Stimmung davor und stattdessen mit einer deprimierend langen Erholungsphase.

Da die Flashbacks eine der stärksten Einschränkungen für mich sind, nehmen sie in der Behandlung eine herausragende Rolle ein. In der Therapie geht es, Stichwort Akzeptanz, nicht um eine vollständige Heilung oder die Rückkehr zur körperlichen und geistigen Gesundheit, die ich vor meiner Erkrankung genossen habe. Hier sollte man sich nicht an eine falsche Hoffnung klammern, die nur Enttäuschungen auslösen kann. Stattdessen geht es darum, so gut wie möglich mit der Krankheit zu leben. Vielleicht sogar so gut, dass sie im Alltag kaum noch eine Rolle spielt. Nachdem wir in der Behandlung diesen Punkt erreicht hatten, gingen wir die Flashbacks an. Ziemlich offensiv sogar. Wir konfrontierten mich mit Situationen, die seit meiner PTBS-Erkrankung schnell überfordernd sein konnten.

Wie schwierig anfangs der Besuch in einem Supermarkt war, habe ich schon erzählt. Viel zu unübersichtlich, viel zu viele Geräusche. Die klirrenden Flaschen, das Surren der Pfandrückgabe, die scheppernden Einkaufwagen und dazu all die Gänge und Flure, aus denen jederzeit Kunden eilen. Die reinste Reizüberflutung, die sehr leicht in einen Flashback führen konnte. Wir unternahmen mehrere solcher Besuche, und meine Therapeutin war dabei an meiner Seite und wirkte beruhigend auf mich ein. So versuchte sie, die Situation für mich zu normalisieren. Dieser Ansatz nennt sich «Expositionstherapie», ist aber umgangssprachlich eher als «Konfrontationstherapie» bekannt.

Vielleicht ist ein Flashback in einer solchen Situation mit einem Traum vergleichbar, bei dem man noch im Schlaf ahnt, dass es nur ein Traum ist. In meinem Kopf gehen dabei jedenfalls Emotion und Vernunft aufeinander los, und meist schlägt die Emotion die Vernunft halb bewusstlos. Wobei sich das alles auf der Ebene der Einbildung abspielt. Ich höre in solchen Moment nicht wirklich Stimmen, was wieder ein gravierend anderes Krankheitsbild wäre. Wenn die PTBS-gesteuerten Gefühle die Oberhand gewinnen, bleibt nur die Reaktion, panisch davonzurennen, wie vor einem tatsächlichen Anschlag. Genau an dieser Stelle setzt die Konfrontationstherapie ein. Sie soll helfen, diese Fluchtinstinkte und Ängste zu überwinden, und zwar durch Konfrontation. Letztlich ist es der Versuch, durch Wiederholung zu der Normalität zurückzukehren, die durch das Trauma verloren gegangen ist.

Oft baut sich bei mir eine Flashback-Situation innerhalb

von fünf bis sechs Sekunden auf. Kurz davor kündigt sie sich durch eine Verspannung im Schulter- und Nackenbereich sowie im Magen an. Es gibt also eine Vorlaufzeit, und ich merke auch, was passiert, aber zugleich kann ich oft nur tatenlos abwarten, bis die Eskalation eintritt. Die Konfrontationstherapie soll einen schlagfertig machen, wenn die PTBS sich meldet. Sie soll dafür sorgen, dass es einem gelingt, sich aus ihrem lähmenden Griff zu befreien.

Als ich den Flashback vor der Bäckerei durchlebte, sprach meine Therapeutin mit ruhiger Stimme auf mich ein. Sie fragte mich, wie ich mich und meine Umgebung gerade wahrnehme, und versuchte mir sanft zu vermitteln, dass das alles gerade nicht wirklich passiert. Trotzdem dauerte diese Flashback-Phase, in der ich in einen traumatisierenden Gedankenstrudel einzutauchen drohte, fast eine halbe Stunde. Erst als wir wieder auf dem Parkplatz standen und die Situation hinter uns gelassen hatten, konnte ich die Bilder der explodierenden Bäckerei endgültig als falsch verwerfen.

Wir sprachen noch auf dem Parkplatz ausführlich über das, was ich erlebt hatte, wobei ich sehr müde wurde und schließlich keine Konzentration mehr hatte. Flashbacks sind geistige und körperliche Extremsituationen. Sie sind mit dem Eindruck von großer Gefahr verbunden und ziehen einen in die traumatisierende Situation zurück. Der Organismus wird in erhöhte Alarmbereitschaft versetzt, was viel Kraft kostet. Die Situation vor der Bäckerei ist jetzt etwa zwei Jahre her, und vermutlich könnte ich ihr heute souveräner begegnen, aber ganz sicher kann und darf ich mir dabei nicht sein. Auch das zeigt dieser Vorfall, der sich zu einem

Zeitpunkt ereignete, als ich schon lange und erfolgreich in Therapie war.

Nach mehreren solcher Konfrontationen merkte ich, dass ich mich auch sonst wieder selbstsicherer bewegen konnte. Es machte mich nicht mehr nervös, wenn im Supermarkt Jugendliche scheinbar verdächtig durch die Gänge liefen oder wenn knisternd der Lautsprecher anging, weil Kasse zwei geöffnet wurde. Wieder angstfrei in den Supermarkt hinein- und aus ihm herauszugehen, löste in mir eine Art von Glücksgefühl aus, was vermutlich kaum jemand verstehen kann, der nie selbst an schweren sozialen Einschränkungen gelitten hat. Vielleicht ist «Glücksgefühl» auch nicht das richtige Wort, vielleicht ist es eher eine Art grimmiger Genugtuung zu wissen, dass es wieder besser werden kann.

Allerdings sind in einer Therapie auch die ersten Heilungserfolge mit Risiken verbunden. Wer lange Zeit deprimiert war und endlich wieder den einen oder anderen ausgelassenen Moment erleben kann, gerät schnell in emotionale Turbulenzen. Niemand will zurück in den Zustand deprimierender Lethargie, aber zu Beginn wird genau das immer wieder auf die Hochgefühle folgen, und diese Rückkehr ist belastend. Als würde man aus einem Gefängnis entfliehen können, nur um immer wieder von den Wärtern zurück in die Dunkelheit gezogen zu werden. Mit der Zeit dauern dann die Ausbrüche immer länger, bis irgendwann nicht mehr der dunkle Kerker der Normalfall ist, sondern die helle Außenwelt. Dieser Erfolg wird sich aber niemals schon nach den ersten Therapiesitzungen einstellen, oft nicht mal im ersten Jahr.

Therapien entscheiden sich oft auch daran, ob genug Geduld und Durchhaltevermögen mitgebracht wird. Das muss Patienten immer klar sein. Niemand darf erwarten, dass eine Deformation der Seele, die sich über Jahre hinweg gebildet hat, in kürzester Zeit korrigiert werden kann. Wenn ich hier von Therapie spreche, ist das aber eigentlich noch viel zu allgemein. Als würde ich im Restaurant nur sagen, dass ich etwas trinken will, ohne zu erwähnen, was genau. Es gibt viele verschiedene Therapieformen, die bei einer PTBS-Erkrankung angewendet werden können. Welche davon hilft, hängt ebenso vom Charakter des Betroffenen ab wie von seinem Trauma und seiner Art der Verarbeitung. Jeder Krankheitsverlauf ist einzigartig.

Da ich hoffe, mit diesem Buch Betroffenen und Angehörigen helfen zu können, möchte ich ein wenig genauer auf die EMDR-Therapie eingehen, die mir sehr geholfen hat. «EMDR» steht für «Eye Movement Desensitization and Reprocessing» beziehungsweise «Desensibilisierung und Verarbeitung durch Augenbewegungen». Das Ziel besteht darin, im wachen Zustand den REM-Schlaf zu simulieren, also jenen Tiefschlaf, in dem der Mensch seine intensivsten Träume hat. Das Gehirn soll glauben, dass es sich in einer REM-Phase befindet, da darin der Zugang zu Erinnerungen möglich wird, die im wachen Zustand verschlossen sind. Dabei geht es um traumatische Erinnerungen, die die Psyche aus Überforderung und Angst zu verdrängen versucht. Wenn diese doch einmal aus ihrer nur scheinbar fest verschlossenen Schublade springen, ist der Betroffene von ihrer Wucht vollkommen überfordert, was zu Panikattacken, Schlaflosigkeit, Angstzuständen und vielen weiteren Leiden führen kann. Die Psyche will also im wachen Zustand den Zugang zu diesen Erinnerungen verhindern. Mithilfe der EMDR-Methode wird sie überlistet. Das ist keine Hypnose und kein tatsächlicher Schlafzustand, sondern so etwas wie eine tiefe Konzentrationsphase, in der das Gehirn den Griff um seine dunklen Schubladen lockert.

Anfangs war ich durchaus skeptisch, aber schließlich ließ ich mich ganz auf diese Methode ein. Warum auch nicht, dachte ich, entweder würde es helfen, oder es wäre zumindest nicht schädlich, wie das Schlucken von Globuli. Und so saß ich in meiner ersten EMDR-Sitzung ungewöhnlich nahe und zugleich etwas versetzt vor meiner Therapeutin, die ihre Hand wie ein Metronom hin- und herbewegte und hin und her und hin und her. Ich sollte dieser beruhigenden Bewegung mit den Augen folgen, da so dem Gehirn ein einsetzender REM-Schlaf vorgespiegelt wird. Eine solche Sitzung dauert zwei Stunden, und diese Armbewegung wird durchgehend beibehalten, was eine erhebliche Kraftanstrengung für die Therapeutin ist.

Vor Beginn der EMDR-Sitzung wird ein Fragebogen ausgefüllt, der dokumentieren soll, wie man sich gerade fühlt, ob es Schuld- oder Schamgefühle gibt oder was einen sonst noch beschäftigt. Nach der Sitzung folgt eine kurze Nachbesprechung, aber der Rest der Zeit, mindestens neunzig Minuten, dreht sich ausschließlich um die Simulation des REM-Schlafs. Bei der Beschäftigung mit den neurotisch verborgenen Erinnerungen geht es darum, selbst wieder Herr über die eigene Gefühlswelt zu werden. Man soll sich mit den

Erinnerungen auseinandersetzen, um ihnen auf diese Weise den Schrecken zu nehmen.

Wie fühlt sich eine solche Sitzung an? Das ist nicht so einfach zu beschreiben. Oft fühlte ich mich während der Therapiestunden sehr schwer. Als ob ich in meinen Sessel gepresst würde. Ich spürte auch Hitze im Rücken- und Nackenbereich, also genau dort, wo ich Verspannungen habe, wenn mich eine Situation überfordert. Insgesamt machten wir vier, fünf oder sechs EMDR-Sitzungen, dann merkten wir, dass wir damit nicht weiterkamen. Aber sie waren nicht nutzlos, im Gegenteil. Sie hatten eine starke emotionale Reaktion provoziert, nämlich den Lachflash, von dem ich ganz zu Beginn erzählt habe.

Genau das ist das Ziel dieser Methode. Emotionen sollen gelöst werden, sie sollen aus den Untiefen der Psyche hervorgelockt werden. Sicherlich hätte es mir geholfen, wenn uns noch mehr solcher Durchbrüche gelungen wären. Aber es blieb bei dem einen, und ich kann mir vorstellen, dass ich auf unbewusste Weise verhindert habe, in den anderen Sitzungen zu tief in meine Gefühle einzutauchen. Man ist bei dieser Therapieform zwar nicht hellwach, eher in einem Zustand des Dösens, aber eben nicht weggetreten, eingeschlafen oder gar in Hypnose. Von daher kann auch mehr Einfluss genommen werden.

Es wundert mich ohnehin, dass dieses Vorgehen bei mir überhaupt zu einem Erfolg geführt hat. Schließlich habe ich große Probleme damit, Kontrolle abzugeben, und werde nervös, wenn ich einer Situation scheinbar hilflos gegenüberstehe. EMDR-Sitzungen sind jedoch eine Frage des Vertrauens, man muss sich ein Stück weit fallen lassen. Vor allem aber muss man aktiv ignorieren, dass die metronomischen Handbewegungen des Gegenübers in eine simulierte REM-Schlafphase führen sollen, ohne darüber nachzudenken, dass diese Handbewegungen in eine simulierte REM-Schlafphase führen sollen. Diesen Gedankenstrom muss man unterbinden. Die Augen folgen den Fingern nach links und nach rechts, nach links und nach rechts, nach links und nach rechts, nach links und nach rechts, links und rechts, links, rechts, links, rechts, und das die ganze Zeit, immer von links nach rechts und von links nach rechts. Im simulierten REM-Schlaf nimmt man Raum und Zeit, die eigene Umgebung, kaum noch wahr. Nach dem «Aufwachen» fühlt man sich tatsächlich müde, obwohl man nicht geschlafen hat. Beim ersten Mal war das unangenehm.

Der Einstieg in eine Sitzung bestand immer aus einem Gespräch, das in meinem Fall mit dem auslösenden Ereignis in Afghanistan zu tun hatte. Die Therapeutin bat mich dann, den am meisten belastenden Gedanken zu formulieren, der mir in diesem Zusammenhang einfiel. Dabei kam es auch darauf an, wie ich mich fühlte, wenn ich daran dachte. Meine Antwort konnte zum Beispiel lauten: «Dass ich die Angegriffenen und Ermordeten nicht unterstützen konnte, ist schlimm. Darum denke ich schlecht über mich.» Nach der Sitzung ging es dann noch mal um diese Selbstanklage, und ich stellte fest, dass ich nun milder mit mir ins Gericht ging.

Auch das ist ein Teil der PTBS-Krankheit, dass die Psyche sich in solche vollkommen verdrehten Selbstanklagen hineinsteigert. Die Wahrheit ist, dass ich an jenem Tag über der afghanischen Kaserne nichts hätte unternehmen können, um das Morden zu beenden. Ich habe dort keinen Fehler gemacht, weil ich nicht mal die Möglichkeit hatte, mich zwischen mehreren Optionen für die falsche zu entscheiden. Unsere Heron 1 ist ein Aufklärer, sie ist nicht bewaffnet. Wir haben unsere Informationen weitergegeben und die Situation beobachtet. Ich weiß, dass ich an diesem Tag nichts falsch gemacht habe, und dennoch sind diese Selbstanklagen da. So wie ich wusste, dass die Bäckerei im Einkaufscenter nicht in die Luft flog, und dennoch sendete meine Psyche die entsprechenden Signale und löste Fluchtinstinkte aus, als wäre sie es. Da laufen gleichzeitig zwei sich widersprechende Emotionen ab, und der PTBS-Kranke muss versuchen, auf diese sich ausschließenden Reize zu reagieren. Wie ein Autofahrer, der gleichzeitig das Gaspedal und die Bremse durchdrückt und so versuchen muss, durch den Verkehr zu navigieren.

Dass es sich um eine sinnlose und zermürbende Selbstanklage handelt, die die PTBS den Betroffenen auferlegt, zeigt sich oft schon an einer einfachen Frage: Was hätte passieren müssen, damit ich mich nicht schuldig fühle? Wenn die Antwort außerhalb dessen liegt, was man selbst beeinflussen kann oder konnte, handelt es sich um nichts als eine destruktive Selbstanklage, auf die man sich nicht einlassen sollte. Sie wird einem niemals einen Ausweg bieten können, da sie auf einer Lüge gründet. In meinem Fall müsste die Antwort auf die obige Frage lauten: Wir hätten hinfliegen müssen, um dort festzustellen, dass es falscher Alarm war, woraufhin wir wieder zurückgeflogen wären. So ist es aber nicht gewesen, und dass es nicht so gewesen ist, hat nichts mit mir oder meinem Verhalten an diesem Tag zu tun. So weit die Fakten, jetzt muss das nur noch meine Psyche begreifen.

Im Grunde ist die EMDR-Therapie wie eine Konfrontationstherapie, nur nicht an einem Ort in der Außenwelt, sondern im eigenen Ich. Sie war ein entscheidender Baustein für meine zunehmende Stabilisierung, durch die ich schließlich auch wieder ein Sozialleben führen konnte. Aber wie gesagt, die Therapie muss zum Patienten passen, und anderen Patienten helfen womöglich andere Ansätze besser.

Sich intensiv und über lange Zeit mit der eigenen schweren Krankheit zu beschäftigen, steigert natürlich nicht unbedingt die Stimmung. Gleichzeitig lässt sich das im Rahmen einer Therapie nicht vermeiden. Hier hat es mir geholfen, für Ausgleich und Ablenkung zu sorgen. Ich bin mittlerweile kommunalpolitisch aktiv. Es tut mir gut, auf diese Weise etwas zu leisten und auch anderen zu helfen. Letztlich sind das auch die Gründe dafür, warum ich einst zur Bundeswehr gegangen bin und warum ich dort auch bleiben möchte. Doch haben sich meine Prioritäten dauerhaft verschoben. Im Rückblick habe ich zu oft den Beruf über die Familie gestellt und an zu vielen Auslandseinsätzen und -aufenthalten teilgenommen. In Zukunft muss der Job zum Familienleben passen und nicht umgekehrt.

Da ich weiter oben die Missgunst von Kameraden erwähnt habe, ist es mir an dieser Stelle ein Anliegen zu betonen, dass ich auch immens viel Unterstützung erfahren habe. Nicht nur emotional, sondern auch finanziell. So sammelten Kameraden im deutschen Feldlager in Mali Geld für den Assistenzhund, den ich über einen zivilen Träger erhalten habe.

Am Ende kamen unfassbare 14 000 Euro zusammen. Ich war vollkommen überwältigt von so viel Solidarität, die ich jedem anderen Betroffenen in so einer Situation nur wünschen kann. Darum ist es mir auch wichtig, gerade als stolzer Soldat, dass die Bundeswehr in Bezug auf psychische Erkrankungen in Zukunft noch aufmerksamer ist. An der Seele verletzte Soldaten sollten nicht aus Scham schweigen, statt sich Hilfe zu holen. Was für Veränderungen hier nötig sind, möchte ich im nächsten Kapitel näher erläutern.

AUFKLÄRUNG

Wenn ich darüber nachdenke, was ich vor meiner Erkrankung selbst über PTBS wusste, muss ich zugeben, nicht viel. Ich habe das Thema nicht aktiv von mir gewiesen und auch niemanden verunglimpft, der eine solche Erkrankung hatte. Aber sie war kein Teil meines Lebens als Soldat, und so etwas hätte auch meinem Selbstbild nicht entsprochen. Ich war stolz auf meine Zuverlässigkeit und Belastbarkeit und konzentrierte mich darauf, einen guten Job zu machen.

Auf meinem Instagram-Account verwendete ich den Begriff «PTBS» erstmals am 10. August 2020 und damit fast ein Jahr vor meiner Bekanntmachung, dass ich daran erkrankt bin. Ein Beitrag, der allgemein auf die Problematik hinweisen sollte und keinen Bezug zu mir selbst herstellte:

PTBS

Kann man das nicht anders sagen?

Irgendwie klingt es so nach: «Damit will ich nichts zu tun haben!» Oder auch gerne Lord Voldemort, ihr wisst schon wer! #derdauertnenmoment

Jeder hat mit Sicherheit vom hinterhältigen Anschlag auf das Camp Shaheen 2017 gehört. Ich kann euch nur sagen, es ist keine leichte Sache, mittendrin zu sein und dennoch nicht direkt vor Ort! Selbst jetzt beim Schreiben kommen Details wieder ans Tageslicht und lassen mich teilweise das Gesehene wieder «live» sehen. Jeder, der das Arbeitsprinzip einer Infrarotkamera kennt, weiß, dass nach einer gewissen Zeit Hot Spots zu Cold Spots werden. Es waren sehr viele!

Ich möchte damit nur meine Erfahrungen skizzieren und nicht referieren.

Passt auf und holt euch oder euren Buddies Hilfe! Es ist nix Wildes dabei und einfach richtig!

Happy Wochenstart!

An meinen eigenen Ratschlag hielt ich mich damals nicht. Auch nicht am 11. Januar 2021, als ich erneut über psychische Belastungen im Beruf schrieb. In diesem Beitrag steckt eigentlich schon alles, was für meine Krankheit bestimmend war. Vor allem der Satz «Unzählige Male hätte ich mir ein direktes Eingreifen gewünscht» enthält viel mehr Wahrheit, als die Leser (und vermutlich auch ich) damals erahnen konnten:

Ausgleich fürs Hirn und die Seele hat oberste Priorität! Nichts ist schlimmer, als mit einem vergifteten Geist seinen Job zu machen.

Das mag lange gut gehen, aber irgendwann kommt der Hammer! Ich versuche immer, einen Ausgleich im Sport zu finden. Im Auslandseinsatz ist es, in der Regel, in sehr guten Sportstätten möglich.

Dazu eine Prise Radio Andernach, der Soldatensender!

Das Personal der unbemannten Zunft unterliegt dem Dilemma, mittendrin, aber doch nicht dabei zu sein.

Einerseits eine sehr gute Sache, denn man hat sein Besatzungspersonal in einem recht sicheren Umfeld, andererseits ist es für mich nie einfach gewesen, Gefechte am Boden aufzuklären und nicht richtig helfen zu können.

Unzählige Male hätte ich mir ein direktes Eingreifen gewünscht.

Klar erkannter Feind feuert auf eigene Kräfte.

Verbrechen gegen die Menschlichkeit

Sprengladungen anbringen

Angriff

Selbstmordattentat

Komplexer Angriff inklusive sinnlosen Tötens etc.

Deswegen ist eine sehr gute psychologische Betreuung unumgänglich!

Es gibt immer zwei Seiten einer Medaille.

Ein dritter Beitrag zum Thema psychische Gesundheit folgte am 25. Januar 2021:

Resilienz

Immer schön auf dem Teppich bleiben.

Ein wichtiger Punkt in unserer Ausbildung ist der Aufbau der psychischen Widerstandskraft.

Man kann so was tatsächlich lernen.

Das hilft, wenn mal wieder ein Besserwisser dir erzählen möchte, wie easy man seinen Job machen kann. 😊

Aber wenn wir tief in uns gehen, ist es eher für Situationen gemeint, die einem den Boden unter den Füßen wegreißen können.

«Human Factors» ist da ein gutes Schlagwort. Es menschelt halt beim Arbeiten. Man kann drillmäßig eine Waffe zerlegen und zusammensetzen, aber manche Situation ist halt nicht Standard und kann vorher nicht trainiert werden.

Allerdings kann ich ein vernünftiges Miteinander trainieren.

Dann flutscht es in der Aircrew, und zu Stress-Peak-Zeiten bleiben die Füße geerdet.

Gab es Zeiten, in denen euch der Boden nur so wegflutschte?

Vor allem der letzte Satz ist von heute aus gesehen erstaunlich. Genau in einer solchen Zeit des wegflutschenden Bodens befand ich mich da schließlich gerade. Das zeigt auch ein irritierender Traum, den ich damals hatte und für mich aufschrieb:

Ich fahre mit Auto und Pferdeanhänger aus einer Kaserne, bin aber vorher irgendwie auf einem Campingplatz gewesen ... Corona-Bedingungen ...

Meine Frau redet, ist aber nicht im Auto.

Ich bin falsch abgebogen und kann auf einem Minifeldweg wenden, in einen Circus-Maximus-like Kreisverkehr.

Der Feldweg hat Schlaglöcher, in denen sich Wasser gesammelt hat. Jedes Mal, wenn ein Reifen in eines dieser Löcher fährt, blitzt es auf.

Ich verstehe erst später, was da passiert, und es lichtet sich der Nebel des Krieges. Es sind Humvees und andere Fahrzeuge plus Waffen in Stellungen, und die Blitze sind das Mündungsfeuer. Ich sehe es von oben schräg geneigt.

Ich fahre weiter im Auto und komme an ein großes weißes Gebäude. Der Eingang ist riesig und hat eine Glasfront. Auf der rechten Seite der Front fliegt ein weißes Tuch im Wind. Es erstreckt sich vom oberen Rand des Fensters bis nach unten. Die afghanische Flagge weht oben rechts seicht in der Fensterfront.

Ganz oben steht der Name der Einrichtung oder was auch immer es ist. Ich habe es vergessen, irgendwas mit «ram» am Ende.

Ich werde freundlich begrüßt von einem älteren Mann, hell gekleidet.

Meine Augen öffnen sich ...

Das war kein Albtraum, aber man erkennt in diesen wenigen Sätzen, wie viele Eindrücke sich da in meiner Psyche geballt hatten. Mehrere nicht aufgearbeitete Themen treten hier auf, beinahe wie die Figuren eines Dramas, das so langsam auf seinen Höhepunkt zusteuert. Dass ich damals, kein halbes Jahr vor meiner Notbremsung, noch stur weitermachte und alle Alarmsignale meines Körpers und meiner Psyche (meiner Frau ohnehin) zu überhören bereit war, zeigt auch ein Beitrag aus dem Februar 2021, in dem ich euphorisch über die neue Heron-Generation schrieb, die wir nun bald einsetzen würden:

> Seit 2019 bin ich auch auf der israelischen IL Heron TP ausgebildet, und ich freue mich, bald auch auf die speziell für uns entworfene DE German Heron TP umgeschult zu werden.

Ja, so sah mein damaliger Blick auf psychische Erkrankungen aus. Ich gab anderen Ratschläge, die ich für mich nicht nur nicht beherzigte, ich machte sogar aktiv das Gegenteil davon. Statt Hilfe zu suchen, fantasierte ich mich in eine spannende Zukunft mit der nächsten Heron-Generation hinein.

In meinem Umfeld bei der Bundeswehr wurde gar nicht über psychische Probleme gesprochen. Das war einfach kein Thema. Wobei das vermutlich nicht die ganze Wahrheit ist. Es dürfte den meisten unangenehm gewesen sein, sich damit zu beschäftigen. Auch deswegen wurde im Zweifel lieber über Politik, Familie oder eben das Wetter gesprochen als über mentale Gesundheit. So erfuhr ich zum Beispiel erst Jahre später, dass einer meiner Kameraden an PTBS erkrankt war. Natürlich war mir seine Abwesenheit aufgefallen, aber ich hatte nicht weiter darüber nachgedacht. Es hätte ja sein können, dass er den Dienstort gewechselt hatte. Damals hatte ich jedenfalls nichts geahnt.

Ich weiß auch nicht, ob ich etwas gemerkt hätte, wenn ich ihm begegnet wäre. PTBS-Erkrankte sind gut darin, ihre Verwundungen zu verbergen, was ich aus eigener leidvoller Erfahrung weiß. Auch die Tatsache, dass solche Erkrankungen und Verwundungen nicht äußerlich sichtbar sind, verlängert für viele Erkrankte die Leidenszeit, bis sie sich ihre Situation eingestehen und Hilfe suchen. Ich kannte Krankheiten und Tod bis zu meiner eigenen PTBS-Diagnose nur als körperliche Tatsache. Wenn Kameraden Gliedmaßen verloren oder Hautverbrennungen erlitten hatten. Oder natürlich beim schwersten Teil meines Berufs als Soldat, dem Spalierstehen für Gefallene.

Doch findet langsam ein Umdenken statt, oder vielleicht eher ein Kulturwandel. Psychische Verwundungen bekommen mehr Aufmerksamkeit, und je mehr sie davon bekommen, umso leichter wird es Betroffenen fallen, sich an Vorgesetzte und Ärzte zu wenden. Ich habe es selbst erfahren. Nachdem das Nachrichtenmagazin «Spiegel» ein Porträt über mich veröffentlicht hatte, erhielt ich viele persönliche Zuschriften. Darunter auch die zweier Soldaten, die danach den Mut hatten, ihre eigene PTBS-Erkrankung endlich behandeln zu lassen. Zwei Menschen mehr, die auf dem Weg sind, der Krankheit ihre Macht zu nehmen. Mich macht es stolz zu wissen, dass ich dazu beigetragen habe, und es bestärkt mich im Entschluss, weiter aufzuklären.

Gerade an einem Arbeitsplatz wie der Bundeswehr, wo körperliche Stärke eine besondere Rolle spielt, ist es wichtig, eine Erkrankung nicht als Zeichen persönlicher Schwäche zu sehen. Jeder kann an PTBS erkranken, das muss allen klar sein. Es gibt keinen Grund, sich zu schämen, was ich in den sozialen Netzwerken mit dem Hashtag «#rausausderschlammzone» zum Ausdruck bringe. Jeder Tag, den jemand mit einer psychischen Erkrankung zusätzlich leidet, weil er glaubt, dass diese ihn zu einem Versager macht, ist ein verlorener Tag.

Auch bei der Bundeswehr findet ein langsamer Kulturwandel statt. Vom 9. bis 16. September 2023 gastierten die «Invictus Games» in Düsseldorf, eine Art Olympische Spiele für kriegsversehrte Soldaten. Nach dem Vorbild der amerikanischen «Warrior Games» wurden sie 2014 erstmals in London ausgetragen, in den Jahren darauf fanden sie in Orlando, Toronto, Sydney und Den Haag statt. Die Kriegsinvaliden treten dabei in den Sportarten Leichtathletik, Gewichtheben, Bogenschießen, Indoor-Rudern, Rollstuhlbasketball, Rollstuhlrugby, Radsport, Sitzvolleyball, Schwimmen und Tischtennis an. Die Spiele, die unter der Schirmherrschaft von Prinz Harry entstanden, hatten als inoffizielles Motto PTBS – was zeigt, wie sehr sich der Blick auf diese Erkrankung gewandelt hat.

Dennoch ist noch viel Aufklärungsarbeit zu leisten. Noch immer macht es den Eindruck, als würde die Bundeswehr das Thema gerne kleinhalten. Als fürchte sie ein schlechtes Image, im Sinne von: Bei der Bundeswehr wird man krank. Das entspricht gleich auf zwei Ebenen nicht der Realität. Zum einen leiden Soldaten statistisch gesehen seltener unter psychischen Erkrankungen wie PTBS als Menschen in anderen Berufen – wobei zwischen Verwundung und offenem Ausbruch der Krankheit oft Jahre vergehen und viele

Soldaten zum Zeitpunkt der Diagnose schon nicht mehr bei der Bundeswehr sind, was diese Statistik natürlich verzerrt. Viel wichtiger ist aber, dass die Menschen es heutzutage honorieren, wenn ein Arbeitgeber die emotionalen Belastungen der Arbeitnehmer ernst nimmt. Und die Bundeswehr ist letztlich ein Arbeitgeber wie jeder andere auch. Klar, sie hat einen einzigartigen Auftrag, aber wer sich verpflichtet, hat bestimmte Erwartungen in Bezug auf Arbeitszeit, Weiterbildungsmöglichkeiten, Gehalt und Absicherungen und eben auch auf die medizinische Betreuung im Falle einer Erkrankung. Dazu gehören für die jüngeren Generationen ganz selbstverständlich auch psychische Verwundungen. Die Bundeswehr würde also keinen Imageschaden riskieren, wenn sie das Führungspersonal regelmäßig weiterbildet, offensiver auch über «unsichtbare» Verletzungen aufklärt und dadurch die Schamschwellen senkt. Im Gegenteil wäre eine solche Arbeitskultur sogar ein Pluspunkt für junge Bewerber.

Die Bundeswehr hat also noch viel nachzuholen, was die Akzeptanz psychischer Erkrankungen angeht. Diese Verletzten müssen besser unterstützt werden, und ich rede da nicht von der abschließenden medizinischen Betreuung oder Therapie. Daran gibt es nichts auszusetzen. Doch der Weg bis dahin ist erstaunlich kompliziert, undurchsichtig und verwirrend. Das sind Verwaltungswege zwar leider immer, aber es macht einen Unterschied, ob sich ein gesunder oder ein kranker Mensch auf diese Reise machen muss.

Es geht damit los, den Arzt aufzusuchen. Das ist noch machbar, da hier «nur» die eigenen Ängste überwunden werden müssen. Danach wird es aber immer komplizierter. Wie der folgende Prozess zu meistern ist, wird einem nicht erzählt, offenbar gibt es da, was Aufklärung und Information betrifft, organisatorisch einen weißen Fleck. Auch die meisten Vorgesetzten wissen wenig bis nichts darüber, da es wenige bis keine Weiterbildung in diesem Bereich gibt. Nach dem Arztbesuch wird der Kranke mehr oder weniger sich selbst überlassen. An dieser Stelle ist die Gefahr groß, dass er aufgibt, weil ihm die Energie fehlt, sich selbstständig das notwendige Wissen anzueignen.

Das ist umso deprimierender, weil die Bundeswehr über eine funktionierende Infrastruktur für PTBS-Kranke verfügt – und unter anderem eine umfangreiche Webseite dazu betreibt. Nicht weniger als vierzehn Textabschnitte gehen hier auf das Thema PTBS-Erkrankung und Familie ein, betitelt mit «Wie erkennt die Familie eine Posttraumatische Belastungsstörung?», «Leben mit einem an PTBS erkrankten Partner», «Klare Grenzen: Wenn die Angehörigen leiden» oder «Und wer hilft mir? Angebote für Angehörige von PTBS-Erkrankten». Für den Umgang mit Kindern wird unter anderem das Bilderbuch «Schattige Plätzchen» empfohlen, das auf kindgerechte Weise das Thema anspricht. Abschließend wird auf eine Trauma-Hotline hingewiesen, die rund um die Uhr besetzt ist, außerdem auf eine PTBS-App für Betroffene und Angehörige. Es gibt hier auch Bereiche, die sich an Kameraden und Vorgesetzte wenden, die ebenfalls in ihrem Umgang mit Betroffenen sensibilisiert werden sollen.

All diese Angebote richten sich allerdings nur an noch aktive Soldaten. Für ehemalige Soldaten ist die Situation deutlich schwieriger und mit höheren Anerkennungshürden verbunden. Das möchte ich an dieser Stelle erwähnen, weil man diese Ungleichbehandlung durchaus für ungerecht halten kann.

Das Hauptaugenmerk bei all diesen Informationen zu PTBS liegt natürlich auf den Betroffenen selbst. Als Symptome für eine mögliche Erkrankung werden «hartnäckige Erinnerungen und Albträume» genannt, ebenso wie «Verdrängung des Geschehenen und Vermeidung ähnlicher Situationen» sowie «Unruhe, Reizbarkeit, Schlafstörungen» und die zunehmende «soziale Abschottung und Abflachung der Interessen». Praktisch jedes dieser Symptome hatte ich an mir selbst festgestellt, ich hätte nicht mal den PTBS-Onlinetest machen müssen – den ich aber dennoch machte, mit einem verheerend eindeutigen Ergebnis. Immer wieder wird auf diesen Seiten und Unterseiten betont, dass Betroffene «nicht zögern sollten, sich ärztliche Hilfe zu suchen – denn eine Therapie kann ihnen helfen».

Auch ein Arzt kommt zu Wort, der berichtet, dass 80 Prozent aller seelischen Traumata nach spätestens drei Monaten verschwinden – was im Umkehrschluss bedeutet, dass in 20 Prozent der Fälle statt der Überwindung die Posttraumatische Belastungsstörung folgt. Immerhin in jedem fünften Fall. Förderlich für die Heilung, so der Arzt weiter, seien «gute soziale Kontakte in der Einheit, in der Familie und im Freundeskreis». Da ich ein gutes Verhältnis zu den Kameraden, eine harmonische Beziehung, ein gutes Verhältnis zu meinen Eltern und einen kleinen, aber intakten Freundeskreis hatte, kann ich sagen, dass all das leider keinen sicheren Schutz vor dieser Krankheit bietet.

Letztlich ist die schiere Fülle an Beiträgen, Ratschlägen, Adressen und Hilfsangeboten durchaus ermutigend. Trotzdem kann ich der Aussage der Bundeswehr, die Betroffenen «in dieser Notlage nicht alleinzulassen» und «ein umfangreiches Angebot an Hilfen bereitzuhalten», nur bedingt zustimmen. Ja, der gute Wille ist da, aber was auf dieser schicken Webseite so einfach aussieht, wird in der Realität schnell zu einem entmutigenden Irrweg von einer Stelle zur nächsten, ohne dass für die Betroffenen die Zuständigkeiten klar sind. Menschen sind nicht erst seit Kafkas «Prozess» der Bürokratie zu einem gewissen Grad ausgeliefert. Auch der Weg bis zur Anerkennung einer PTBS-Erkrankung kann sich so anfühlen, was ohnehin nervlich angegriffene Menschen zusätzlich belastet. Erkrankte irren durch ein undurchsichtiges bürokratisches Wirrwarr und finden sich darin entweder selbst zurecht – so wie ich, weil ich mich pedantisch durch alle Unterlagen hindurchgearbeitet habe – oder kommen irgendwie verspätet an, wenn sie nicht davor schon aufgeben.

Tatsächlich ist eine Erkrankung am Arbeitsplatz erst einmal ein Verwaltungsakt, und die Verwaltung ist ein Ort, an dem weniger Intuition als Fußnotenwissen gefragt ist. So ist es erst einmal notwendig, als Soldat in die Schutzzeit zu kommen, wofür man Bekanntschaft mit dem sogenannten Einsatz-Weiterverwendungsgesetz macht. In diesem steht, grob gesagt: «Wenn du anerkannt verwundet bist, kommst du in die Schutzzeit.» Mit diesem Status ist man unter anderem davor gefeit, aufgrund von Dienstunfähigkeit in den

Ruhestand versetzt zu werden. Ihn zu bekommen, ist allerdings nicht so einfach. Hier passiert nichts von allein oder auf Veranlassung des behandelnden Arztes oder eines dafür geschulten Vorgesetzten. Man muss die Schutzzeit selbst beantragen. Mancher junge Soldat gibt an dieser Stelle schlicht auf, weil er nicht weiß, wie er in die Schutzzeit hineinkommt oder dass es diese überhaupt gibt. Besiegt von der Bürokratie und einer mangelhaften Informationspolitik, denn es gibt zwar einen PTBS-Beauftragten beim Bundesministerium für Verteidigung, aber auch von dessen Existenz weiß längst nicht jeder bei der Bundeswehr.

Wer es bis in die Schutzzeit geschafft hat, sollte als Nächstes das Formular «Wehrdienstbeschädigung» einreichen. Dabei geht es um die Anerkennung, dass die Beschädigung im Rahmen des Dienstes für die Bundeswehr erlitten wurde und nicht im Privatleben. Dieser Prozess ist belastend, denn er dauert oft lange, und mitunter sind Zeugen notwendig, die die Aussagen des Antragstellers stützen. Eigentlich sollte nach spätestens einem Jahr eine Entscheidung der Bundeswehr vorliegen, aus der hervorgeht, ob dem Soldaten geglaubt wird oder nicht. Schon ein Jahr ist für einen kranken Menschen eine lange Zeit, aber in der Realität dauert es nicht höchstens ein Jahr, sondern mindestens eines. Der Prozess kann sich bis zu fünf Jahre hinziehen, und manchmal ist die interne Untersuchung selbst dann noch nicht abgeschlossen. An dieser Stelle spielt die Bundeswehr mit der Gesundheit und dem Leben ihrer Mitarbeiter, was nicht weniger als ein Skandal ist. Es geht hier um Menschen, die in letzter Konsequenz bereit wären, ihr Leben für ihr Land zu geben. Sie verdienen es darum, von diesem Land gut versorgt zu werden, wenn sie in Ausführung ihres Dienstes schwer verwundet werden.

Aber warum dauert dieser Prozess überhaupt so lange? Der Grund dafür ist die Beweispflicht des Antragstellers, der belegen muss, dass die Verwundung auf die Bundeswehrtätigkeit zurückzuführen ist. Wer keine Zeugen aufrufen kann, die zum Vorfall befragt werden, hat schlechte Chancen. Für mich war diese Hürde zum Glück niedriger, was an den schon erwähnten TIC-Zetteln lag, die während der Auslandseinsätze immer dann ausgefüllt wurden, wenn das Risiko gesehen wurde, dass ein Ereignis sich als besonders belastend herausstellen könnte. In so einem Fall verfasste der Vorgesetzte, quasi vorsorglich, einen entsprechenden Text. Auch nach dem Massaker im Camp Shaheen war es so, dass ein solcher TIC-Zettel ausgefüllt wurde, was sich für mich als große Hilfe erweisen sollte. TIC-Zettel haben nämlich in einer solchen Untersuchung die gleiche Bedeutung wie ein Zeuge, werden jedoch im Unterschied zu menschlichen Zeugen nicht angezweifelt. Das ist gesetzlich so festgelegt. Was auf dem Zettel steht, ist passiert und damit Fakt. Hätte ich diese Belege nicht gehabt, wäre es auch für mich viel schwieriger gewesen, die Verwundung glaubhaft auf meine Einsatzzeit zurückzuführen. Aber selbst mit solchen Zetteln dauert es eine ganze Weile, denn auch wenn sie nicht hinterfragt werden, landen sie doch auf dem Tisch der prüfenden Ärzte und bleiben dort zwischen all den anderen Unterlagen lange unbearbeitet liegen.

Den Fällen aktiver Berufssoldaten, die weiter Gehalt beziehen, werden oft solche vorgezogen, bei denen es um ehemalige Soldaten geht, die nun wegen ihrer Verwundung arbeitsunfähig sind. Es ist zwar richtig, dass ehemalige Soldaten, die ihre Gesundheit dauerhaft im Dienst für ihr Vaterland verloren haben, möglichst schnell mit der nötigen Unterstützung versorgt werden, aber es gibt keinen Grund, die noch aktiven Soldaten deswegen zu vernachlässigen. Wer Unterstützung braucht, muss diese bekommen. Jederzeit und ohne Warteliste. Das sollte der Anspruch sein, den die Bundeswehr an sich als Institution hat, denn das ist sie ihren Soldaten schuldig.

Zumal sich dieser Beruf von den allermeisten dadurch unterscheidet, dass er in letzter Konsequenz auch mit dem eigenen Tod enden kann. Wenn wir als Parlamentsarmee vom Bundestag einen Auftrag erhalten, würde sich ein Soldat, der diesen Einsatz verweigert, strafbar machen. Vielleicht erhöht das Wissen darum in Kombination mit den Schrecken bewaffneter Konflikte die Wahrscheinlichkeit, an einer PTBS zu erkranken. Schließlich muss sich im zivilen Arbeitsleben niemand damit beschäftigen, womöglich den ultimativen Preis zahlen zu müssen.

Ich selbst zähle übrigens nicht zu denjenigen, die ungewöhnlich lange auf Unterstützung warten mussten. Wobei womöglich etwas den Anstoß für die beschleunigte Bearbeitung meines Falles gab, das niemals entscheidend sein darf: öffentlicher Druck. Nachdem im September 2022 das schon erwähnte «Spiegel»-Porträt über mich erschien, zeigte der Verwaltungsapparat eine nicht gekannte Betriebsamkeit, und so erhielt ich relativ schnell die Bestätigung meiner

Wehrdienstbeschädigung. Es kann allerdings auch sein, dass es sich um einen zeitlichen Zufall gehandelt hat und ich mir den Zusammenhang nur einbilde. Von offizieller Seite habe ich dazu nie etwas gehört.

Die belastende Rennerei durch die Verwaltungsebenen könnte durch mehr Personal und präzisere Informationen für die Betroffenen deutlich vereinfacht werden. Hilfreich wäre eine Art Landkarte, die nach der Diagnose alle Anlaufstellen und notwendigen Dokumente, Stempel und Unterschriften verzeichnet. Wir dürfen nicht vergessen, dass es sich bei den Betroffenen um schwer verwundete Menschen handelt, die sich um all das selbst kümmern müssen und für die darum jede Erleichterung viel wert ist. Auch müssen Anlaufstellen wie der PTBS-Beauftragte jedem bekannt sein. Ob ein Soldat wieder gesund wird, darf nicht davon abhängen, ob er in Eigeninitiative mit all dem Papierkram fertig wird, der auf ihn wartet. Da wären auch die Vorgesetzten gefragt, die jedoch, das habe ich schon erwähnt, auch regelmäßig weitergebildet werden müssten. Jeder Vorgesetzte sollte als Multiplikator dienen und «seine» Leute ebenfalls sensibilisieren. Wer findet, dass das zu viel Aufwand ist, sollte sich fragen, warum die allseits angebotenen Erste-Hilfe-Kurse so wichtig sind. Tatsächlich sollten psychische Verwundungen auch bei solchen Kursen einbezogen werden, oder es sollte ergänzende Trainings geben.

Oberste Priorität sollte sein, es den Betroffenen leichter zu machen. Beispielsweise könnte nach erfolgter Diagnose sofort eine Meldung an die Personalabteilung und den behandelnden Arzt gehen, damit von dort aus proaktiv die Vorgesetzten informiert werden, dass es in ihrer Einheit einen Schwerverwundeten gibt, der sofort Hilfe braucht. Das wäre ein wichtiger Schritt. Vielleicht könnte hier das Corona-Meldesystem als Vorbild dienen, bei dem ein positives Testergebnis sogleich auch an das Gesundheitsamt übertragen wurde. Das Tragische ist schließlich, dass die Bundeswehr sehr wohl über ein engmaschiges psychosoziales Netz verfügt, zu dem unter anderem Sozialdienste, Truppenärzte, Truppenpsychologen und Kirchenvertreter gehören. Es gibt sogar den Versuch, verletzten Soldaten einen Helfer zur Seite zu stellen. Dabei handelt es sich um die sogenannten Lotsen, die ein offenes Ohr für die Sorgen und Ängste der Betroffenen haben sollen und vor allem auf dem Weg durch die Bürokratie als Ansprechpartner dienen. Die Lotsen der Bundeswehr sind oft sehr engagiert, und ich habe eine Menge Respekt vor ihnen. Aber die meisten machen das nur neben ihrer eigentlichen Bundeswehrtätigkeit, quasi als Art Ehrenamt. Das reicht leider nicht aus. Die Betreuung und Unterstützung traumatisierter Verwundeter ist nichts, was mal so nebenbei erledigt werden kann. Effektiver wäre es, die Zahl der Lotsen – bislang kann sich jeder dafür melden und in Koblenz dann entsprechend weiterbilden lassen – zu verkleinern und dafür nur noch mit hauptamtlichen Lotsen zu arbeiten. Schon jetzt ist es möglich, diese Arbeit auch in Vollzeit zu machen, was gut ist und unbedingt ausgebaut werden sollte. Lotsen könnten genau die helfende Hand sein, die vielen Betroffenen zu Beginn fehlt, wenn sie sich allerlei Herausforderungen gegenübersehen. Es kann enorm entmutigend sein, befürchten zu müssen, dass der eigene Fall schon daran scheitert, dass man nicht alle notwendigen Dokumente ausgefüllt hat. Wenn in dieser Situation jemand da ist, der genau darauf ein Auge hat, wäre das eine bedeutende Entlastung in einem Moment, in dem der Verwundete sie so nötig hat wie selten zuvor. Deshalb noch einmal: Macht alle Lotsen zu hauptamtlichen Rettern und Helfern.

Meine Erfahrungen mit dem Verwaltungsapparat sind gemischt. Es gelang mir recht schnell, an alle Unterlagen zu kommen, die ich benötigte. Aber letztlich lag das an meinem eigenen Engagement und vielleicht auch an einer gewissen medialen Beschäftigung mit meiner Person. Beides ist nicht der Standard für Erkrankte. Nachdem ich jedoch diese Hürde überwunden hatte, und auch das gehört zur Wahrheit, erhielt ich eine vorbildliche medizinische Betreuung, bis zum heutigen Tag.

Auch die stufenweise Wiedereingliederung in die Arbeitswelt nach dem sogenannten Hamburger Modell verlief rücksichtsvoll, womit ich zu einem weiteren Aspekt komme, der mir wichtig ist. Jede Institution hat zwei Gesichter: ein Verwaltungs- und ein Kameradengesicht (oder in zivilen Berufen ein Kollegengesicht – auch wenn Kameradschaft viel tiefer geht und ein unsichtbares Band ist, aber darum soll es jetzt hier nicht gehen). Beide sollten möglichst nicht feindselig sein, damit die Arbeitsatmosphäre eine angenehme ist. Von der Verwaltung habe ich ja nun schon viel berichtet, weswegen ich auf die Kameradenebene wechseln will.

Vorab, die negativen Erfahrungen sind hier eine verschwindende Minderheit und gehen womöglich auch auf persönliche Abneigungen zurück. Jedenfalls erlebte ich deutlich mehr positive Reaktionen von Kameraden, die sich nach meinem Befinden erkundigten. Das tat gut. Allerdings, und das ist keine Kritik, sondern eine Feststellung, gibt es auch eine Art von Berührungsangst bei vielen Soldaten. Als hätten sie Sorge, durch eine zu genaue Beschäftigung mit meinem Fall plötzlich zu merken, dass sie womöglich auch gefährdet sind oder gar Symptome zeigen, die sie sich selbst nicht eingestehen wollen. Ich verstehe das gut. Zumal ich schon erwähnt habe, wie wenig PTBS vor meiner eigenen Erkrankung meinen Berufsalltag berührte. Allerdings denke ich, dass diese Berührungsangst durch eine weitere Enttabuisierung psychischer Krankheiten abgebaut werden könnte. Sollte etwa schon im Grundwehrdienst auf diese «zweite» Form von Verwundung eingegangen werden, würden junge Rekruten sofort merken, dass es sich dabei nicht um eine Schmuddel- oder gar Modekrankheit handelt, die eigentlich keine richtige ist. Das würde es wiederum den Erkrankten leichter machen und letztlich auch den Gesunden, die im Umgang mit mental Versehrten Hemmungen ablegen könnten, die sie jetzt vielleicht noch haben.

Diese positiven Reaktionen entsprachen nicht den Befürchtungen, die ich gehabt hatte. In meinen Vorstellungen stieß ich auf eine Mauer der Ignoranz und des Unglaubens. In der Tat machte ich auch solche Erfahrungen, nur eben in viel geringerem Maße als gedacht. Manche Kameraden lästerten hinter meinem Rücken, und auch im Bekanntenkreis reagierte mancher erstaunt bis abwehrend. Mein Vater etwa war geschockt, als er von meiner Krankheit erfuhr. Er hatte große Probleme, sich ein Bild von ihr zu machen, was vielleicht auch eine Generationenfrage ist. Mittlerweile aber zeigt er Verständnis und unterstützt mich auf meinem Heilungsweg.

Vermutlich steht mein Vater für viele Menschen, die um das Jahr 1950 herum geboren wurden. Also für die erste Generation nach dem Zweiten Weltkrieg. Sie sind in einem Land mit strengen moralischen Vorstellungen aufgewachsen. Psychische Probleme wurden grob übergangen und als Schwäche oder Simulantentum abgetan. Im Laufe der Jahrzehnte wandelte sich die Gesellschaft aber auf erstaunliche Weise, sie wurde freier und komplexer. Homosexualität war bald keine Frage der Moral und des Rechts mehr, unverheiratete Beziehungen wurden nicht mehr tabuisiert, und die psychische Gesundheit erhielt immer mehr Aufmerksamkeit. Letztlich haben die allermeisten Menschen der ersten Nachkriegsgeneration diese Wandlungen sehr gut mitvollzogen, und wenn sie auch nicht von allem überzeugt sein mögen, tolerieren sie das meiste immerhin.

PTBS als eine ernsthafte Krankheit zu akzeptieren, gehört in diesen Toleranzbereich. Vielleicht geht das Bewusstsein sogar über das bloße Tolerieren hinaus. Meine Mutter erzählte mir von früheren Kameraden meines Vaters, die sich immer ehrlich interessiert und empathisch nach mir erkundigt hätten. Ohne Häme oder den unausgesprochenen Vorwurf, zu schwach für so einen Beruf gewesen zu sein. Im Gegenteil äußerten sie sich positiv darüber, dass es mittlerweile eine Infrastruktur gibt, auf die psychisch verletzte Menschen zugreifen können.

Die überwältigende Zahl der Reaktionen fiel also positiv,

bestärkend und unterstützend aus. Sowohl bei der Bundeswehr als auch im Bekanntenkreis. Vermutlich hätte ich mich früher in Behandlung begeben, wenn ich nicht von einer ganz anderen Reaktion ausgegangen wäre. Hier wurde ich auch Opfer meiner eigenen Fassade. Ich hatte sie über so lange Zeit überzeugend aufrechterhalten, dass ich umso mehr fürchtete, diese Wendung der Ereignisse könnte den Leuten unglaubwürdig vorkommen. Wie kann der Typ, der immer so stabil erschien, plötzlich so am Ende sein? Da stimmt doch was nicht! Gerade wegen dieser Erfahrung weiß ich, wie wichtig eine berufliche und soziale Umgebung ist, die psychische Verwundungen ernst nimmt und es damit Betroffenen erleichtert, sich Hilfe zu suchen.

PTBS-Erkrankte müssen davon ausgehen, dass ihr Umfeld Notsituation nicht sofort oder überhaupt nicht bemerkt. Eine psychische Erkrankung geht eben nicht mit Hilfsmitteln wie Krücken einher, die jedem Beobachter vor einem Treppenabsatz zeigen, dass der Betroffene Hilfe brauchen könnte. Die Treppenabsätze in einer PTBS-Erkrankung sind für Dritte ebenso unsichtbar wie die Krücken, um in diesem Bild zu bleiben.

Das folgende Beispiel soll das etwas genauer veranschaulichen. Auf dem Flugplatz, auf dem ich nach und nach wieder in das Arbeitsleben einstieg, nistete ein Vogelschwarm zu nahe an der Start- und Landebahn, weswegen der Vergrämer gerufen wurde. Er gab mehrere Schüsse ab, und der Schwarm suchte sich daraufhin einen neuen Platz. Während das für meine Kameraden, die nach kurzer Zeit wieder zur Routine übergingen, keine große Sache war, lösten die Schüsse bei mir einen Flashback aus. Niemandem fiel das auf, und ich kann es auch niemandem übel nehmen. Es waren schließlich nur zwei Schüsse, und die nicht mal überraschend, sondern angekündigt. Aber so ist das eben mit psychischen Krankheiten, sie sind auch deswegen so gefährlich, weil sie sich so gut tarnen können.

Ein weiteres Beispiel, an das vermutlich kaum ein Mensch denken würde. Ich grille wahnsinnig gerne, aber seit meiner Verwundung nur noch mit Gas. Die Rauchentwicklung beim Holzgrill wäre eine permanente Flashback-Bedrohung, die sie beim Gas nicht ist, da es sich dabei um einen anderen Geruch handelt, mit dem ich nichts Negatives assoziiere. Es ist schwer, einen Mittelweg zu finden, um sich in einer Gesellschaft, die auf solche Details nicht achtet, nicht zurückgestoßen zu fühlen. Auch für mich selbst ist es ein Entwicklungsprozess, so etwas nicht persönlich zu nehmen, und ich bin weiter am Überlegen, was die beste Vorgehensweise in so einem Moment ist. Es ist aber schon viel erreicht, wenn Erkrankte den Eindruck haben, dass sich das Umfeld bemüht und zuhört, wenn man es über eine belastende Situation aufklärt.

Zumal mir umgekehrt durchaus bewusst ist, dass das Verhalten eines an der Seele Verwundeten manchmal widersprüchlich und überfordernd wirken kann. Wer mich auf der Arbeit und danach im Privatleben oder auf Social Media erlebt, wird sich bestimmt dann und wann fragen, warum der Kamerad zwar keine gelben Kanister sehen kann (weil sie an die Kanister an den Straßenrändern in Afghanistan erinnern, wo sie oft ein Indiz für versteckte Ladungen waren), aber problemlos an mehrtägigen Konferenzen teilnimmt (Teil der Antwort: so problemlos geht das nicht) und warum er online so extrovertiert ist und auf der Arbeit deutlich introvertierter. Das mag für den einen oder anderen nicht logisch wirken, und bis zu einem gewissen Punkt stimmt das sogar. Psychische Krankheiten sind nicht logisch, und genau deswegen sind sie auch so heimtückisch und unberechenbar.

Zugleich sollten PTBS-Erkrankte nicht den Eindruck haben, permanent wie Aussätzige behandelt zu werden. Es ist im Gegenteil sogar viel wert, zwischendurch einfach vergessen zu können, dass man an der Seele verwundet ist. Leider folgen die Momente, die einen daran erinnern, meist schnell genug. Es braucht einen Mittelweg zwischen Thematisierung und Normalisierung, der für jeden Betroffenen und sein Umfeld anders aussehen wird.

Als ich selbst an meinem ersten Arbeitstag am Flugplatz ankam, überlegten wir gemeinsam, was ich dort tun konnte. Ich erzählte, dass ich mir gerade keine Telefonnummern merken konnte und Probleme mit den Zahlen von eins bis zehn hatte. Auch mein früher hervorragendes Englisch hatte sich verabschiedet, und ich hatte massive Wortfindungsprobleme, die auch das Deutsche betrafen. Ich war nur noch in der Lage, genau eine einzige Sache zu machen. Sobald mich etwas ablenkte, kam ich vollkommen raus und musste wieder von vorne beginnen. Meine Konzentrationsfähigkeit glich einem Faden, der bei der geringsten Berührung riss. Das schränkte die Möglichkeiten natürlich deutlich ein, wobei ich in einem tollen Team gelandet bin, das mich entsprechend einsetzte. So übernahm ich einfache Aufgaben auf dem Flugplatz und wurde langsam an die bürokratischen Prozesse herangeführt, wobei immer Rücksicht auf mein Tempo genommen wurde. Als ich mit der Zeit meine mathematischen, analytischen und sprachlichen Fähigkeiten zurückgewann, konnte ich zunehmend auch wieder komplexere Aufgaben übernehmen.

Ich gehe heute offen mit meiner Erkrankung um, aber natürlich erst, seitdem ich sie nicht mehr leugne. Seit ich diesen entscheidenden Schritt getan habe, verstecke ich diesen Teil meiner Biografie nicht mehr. Ich habe mich sogar sehr aktiv «geoutet» und dafür die Plattform genutzt, über die ich schon lange Beiträge zu meiner Arbeit bei der Bundeswehr geteilt hatte. Also meinen Instagram-Account. Am 25. Juli 2021 veröffentlichte ich dort folgenden Text:

Was ist da LOS? Schutzzeit! Ich habe mich in letzter Zeit weniger eingebracht und mich eher zurückhaltend gegeben. Da ist ja nichts dabei, und darf auch mal sein. Nur gab es bei mir issues, die erst einmal geprüft werden mussten. Ich befinde mich nun in der Schutzzeit gem. Einsatzweiterverwendungsgesetz. Ein Einsatzunfall liegt vor. Jetzt, wo es klar ist, muss es raus, denke ich zumindest. Darüber zu schweigen, wäre grober Unfug und bringt mich nicht nach vorne! Es kann jeden treffen!

Ja, muss der denn das machen? Hachja, wenn der eine oder andere sich das fragt, bitte nur zu #ichbindafürdassdudagegenbist.

Solltet ihr bemerken, dass eure Buddies nicht mehr in der Spur laufen, ist Alarm angesagt. Redet offen und zeigt auf!

Niemand muss mit PTBS alleine sein, aber man muss sich auch helfen lassen wollen! Es dauert, bis einen die Selbsterkenntnis ereilt, dann sollte man auch nicht zögern! Auch wenn jeder Mensch anders ist!

Ja, klar stehe ich am Anfang eines langen Prozesses, aber so ist es mit vielen Dingen im Leben. Wird es Veränderungen jobmäßig geben? Vielleicht, aber so weit ist es noch nicht. Lassen wir also die Spekulationen!

Die @Bundeswehr unterstützt mich im Rahmen der Gesundung derzeit wirklich extrem gut! Ich bin guter Dinge, es zu schaffen. Mein Fokus ist nun auf mich gerichtet. Was mir guttut, wird gemacht! Leider geht's häufig einen Schritt vorwärts und zwei zurück, das zerrt an den Nerven und belastet zusätzlich. Ich lade alle ein, sich mit der Thematik auseinanderzusetzen und die einschlägigen Vorschriften zu studieren. Dann klappt's vielleicht auch mit dem Verständnis. Ob dieser Schritt aus der Deckung richtig ist, wird sich zeigen. Teilt, damit sich noch mehr nach vorne wagen!

Die Reaktionen auf diesen Beitrag fielen überwältigend positiv aus. Wobei diese zufällig ausgewählten Kommentare beispielhaft für die meisten stehen, die ich daraufhin erhielt: «Danke dir, für deinen Mut und deine Kraft!», «Zeugt von ganz viel Stärke!», «Alles Gute und die besten Wünsche für deinen Weg!!!», «Danke für diesen beispielhaften Schritt!», «One Team, you will never walk alone!», und immer wieder «Viel Kraft» und «Gute Besserung».

Weil es meine damalige Situation ganz gut beleuchtet,

möchte ich auch die weiteren Beiträge, die ich nach meinem «Outing» verfasste, hier teilen. Nachdem ich die vielen Reaktionen auf meinen Beitrag gelesen hatte und die Kraft fand, wieder etwas zu posten, ging ich am 31. Juli, also sechs Tage später, darauf ein:

> Ruhe! Ich danke allen Menschen, die sich positiv zu meinem Post geäußert haben. Eine wahnsinnig große response hat mich ereilt! Damit hätte ich nie und nimmer gerechnet!
> Sehr viele Hilfsangebote kamen auf verschiedensten Wegen. Ich konnte noch nicht allen richtig antworten, dafür mein Sorry.
> Ich habe die Flucht nach vorne angetreten, um Ruhe reinzubringen.
> Ruhe in meine Genesung.
> Ruhe in den Prozess der Therapie.
> Was bedeutet das für mein Social-Media-Verhalten? Im Prinzip nur so viel, dass ich vielleicht nicht so intensiv poste. Aber wenn, dann nehme ich mir sicherlich die Zeit zu agieren.
> Ruhe bedeutet nicht zwangsläufig, in Ruhe gelassen zu werden.

Ich hatte auf Instagram immer versucht, die Leser möglichst nahe an meinen Alltag bei der Bundeswehr heranzulassen. Diesen Ansatz führte ich weiter, als es nun um meinen Kampf gegen eine heimtückische Seelenkrankheit ging. Auch wenn mir das zu Beginn schwerfiel, da es ein großer Unterschied ist, ob man sich beim Erklären seines Jobs über die Schulter schauen lässt oder einen Blick in die eigene erkrankte Psyche erlaubt.

Am 3. August 2021 folgte dieser sehr persönliche Beitrag:

Und dann kommt die Nacht ...
Diese Krankheit macht echt fiese Sachen mit einem.
Ich versuche, euch ein wenig mitzunehmen. Nicht um den Karren aus dem Dreck zu ziehen. Denn das schaffe ich eh nicht ohne Hilfe. Sondern um die Krankheit aus der Tabuzone zu holen.
Viele wissen gar nicht, was mit jemandem geschieht, der plötzlich wenig Freude erlebt.
So gerne wollte ich diesen schlafenden Riesen #sleepingbeauty in seiner Höhle sehen. Also rein, und was ist passiert?
Ich hab schwer atmen müssen, diese plötzliche Enge und dieses Gefühl von «Fuck, nun sitze ich fest». Der Puls schlug schnell und megakräftig. Das hat mich einfach nur weggeballert.
Raus hier, weg aus dieser Situation!
Weil es ja nicht reicht, solche Empfindungen zu erleben, gabs einen Flashback on 🔝. Zwar nur leicht, dafür aber beständig.
Der Tag endete nicht gut. 👎
Ja klar, morgen ist ein neuer Tag, also sacken lassen und weiter.
Wenn es nur so einfach wäre!
Und dann kommt die Nacht ...

Fünf Tage später, am 8. August 2021, ging es wieder um die Nacht. Man erkennt, dass die dunkle Zeit des Tages für eine verdunkelte Psyche besonders belastend ist:

> Und dann kommt die Nacht …
> Ich bin so unwahrscheinlich müde, und ich kann euch gar nicht sagen, wie sehr es mir auf den Senkel geht!
> Abends geht's früh ins Bett, weil ich eigentlich nicht mehr kann. Voll durch quasi. Doch im Inneren habe ich latent Schiss vorm Einschlafen!
> Einmal hingelegt, klappt es super, und zack bin ich weg!
> Aber dann wache ich auf, ohne Grund, und da ist wieder dieses Grübeln. Sinnieren über, ja worüber eigentlich?
> Ich habe null Plan! Es geht merklich nichts durch meinen Kopf. Gedanken schweifen von Pontius zu Pilatus. Außer dass ich immer mehr sauer werde, hat sich nichts geklärt. Manchmal denkt man ja noch über Projekte nach, aber nee, da ist zero!
> Ständig sehe ich Bilder, und die runden dann alles ab.
> Warum macht der Körper das? Was soll es bringen?
> Irgendwann schlafe ich erschöpft ein, und latest um 6 Uhr ist der Tag am Start!
> Das hier zu schreiben, ist by the way sehr anstrengend. Ab in die Comments, wenn ihr mehr wissen wollt.

Eine Woche später, am 15. August 2021, klingt schon der Einstieg in den Beitrag alarmierend. Wobei damals zu meinen eigenen inneren Krisen noch eine weltpolitische hinzukam. Genauer gesagt, hatte diese weltpolitische Krise das katastrophale Ende genommen, das sich schon seit längerer Zeit abgezeichnet hatte. Die Rede ist vom Abzug der internationalen Truppen aus Afghanistan, der zu einem Triumph für die Taliban wurde, die das Land praktisch mit dem Verlassen des letzten westlichen Soldaten sofort wieder unter ihre Kontrolle brachten. Zwanzig Jahre, die in wenigen Tagen ausradiert waren. All die Opfer, die wir als Soldaten gebracht hatten, wurden auf gewisse Weise entwertet. Das mitanzusehen, traf mich zusätzlich.

Sinnlos ...
Wenn du eine Insel für deine Seele hast, dann fahre dorthin. So ist meine Insel an der See. Ich verbringe viel Zeit in Dänemark. #camping
Doch gestern hat diese Insel ihren Charakter als #seelenbalsam verloren. Die Nachrichten aus Afghanistan treffen mich hart, und ich bin mir nicht sicher, wie ich sie einordnen soll.
Einfach ein Fehlversagen aller anzuprangern, wäre fatal, auch wenn es #nowadays wohl üblich wäre.
In 27 Einsätzen ISAF und RS habe ich meine Gesundheit aufs Spiel gesetzt und sehe nun, wie sinnlos es gewesen ist.
Die wenigen Menschen, die eine Chance darin gesehen haben, werden es ALLEINE nicht schaffen, das Land vor dem Zerfall zu retten.
Der zarte Hauch von Demokratie wird einfach, durch bloße Anwesenheit fanatischer Gotteskrieger, weggepustet.

Acht Tage später ging es mit dem nächsten, wieder ganz persönlichen Rückschlag weiter. Ich berichtete über meinen Besuch im Legoland. Wobei am Ende des Beitrags immerhin ein wenig Optimismus durchscheint oder zumindest Durchhaltewillen:

Was hatte ich für eine Megalust auf Legoland! Mein letzter Besuch war sicherlich 35 Jahre her!

Wer hat dort nicht schon den Goldwäscher gemacht?

Für mich als PTBS-Erkrankter ist der Besuch aber eher die Kategorie «Warum tust du dir das an?».

Eine ziemlich fiese Nummer ist dieses Menschenmengen meiden müssen und ständig auf der Hut sein.

Ja klar, Legoland macht nicht nur für mich auf. Auch wenn kurz nach Wiedereröffnung (Mai) sehr wenig los war, spürte ich den «Vermeidungsdrang» sehr, sehr krass.

Durcheinandergesabbel und laute Musik, asymmetrisch laufende Menschen.

Fahren in Attraktionen ist so gut wie unmöglich oder nur unter starkem körperlichen Stress machbar. Und wir reden hier von keiner Monster-Achterbahn. Das Gefühl, ausgeliefert zu sein und nicht aus der Situation fliehen zu können, trifft hart.

Nice, ein Piratenüberfall ... äh, NOT ... Die Pyrotechnik killt den letzten Rest Fun!

Dabei ist es so ein geiler Tag gewesen, zumindest am Morgen.

Ich versuche, mich dem entgegenzustellen und ein Stück Normalität für die Kids zu zaubern ... 🌚

Gold waschen musste ja sein!

Würde ich es noch einmal versuchen? Ja, absolut, aber nicht mehr so! Ich brauche Sicherheit und Unterstützung.

Am Ende des Tunnels ist Licht, wie hell es wird, erzähle ich euch bald!

Wiederum sechs Tage später, am 29. August, schrieb ich erneut über meinen Zustand und die Suizidgefährdung bei PTBS-Patienten:

Suicide Prevention Month

Die vergangenen Tage haben viel aufgewühlt! Bei vielen sind Bilder wiederaufgeflammt, sie sind einfach so hineingezogen worden.

Es war fast unmöglich, zu entziehen. Zu nahe geht einem das Thema.

Es gab viele neue und alte Experten.

Es ist richtig, die Hand zu erheben und den Finger in die Wunde zu legen. Nur sollte man nicht anfangen, den Finger zu drehen.

Das ist kontraproduktiv.

Ich möchte heute auf den «Suicide Prevention Month September» aufmerksam machen!

Gerade unter PTBS-Erkrankten ist die Selbstmordrate extrem hoch. Also zeigt Flagge, ruft nen alten Buddy an, schreibt oder stattet einen Besuch ab.

Am besten zeigt ihr Solidarität mit der PTBS-Schleife. Bei Facebook als temporäres Profilbild, bei Insta in der Story,

Whatsapp-Story oder als Armband!

Danach blieb es lange still auf meinem Instagram-Account, bevor ich am 4. Oktober einen Beitrag schrieb, der über die aktuellen Entwicklungen berichtete:

Level: therapy – facing the dark side
Der Gang zum Doc ist einer der schwersten! Aber Leute, wenn man den hinter sich gebracht hat, fühlt man sich besser! Mir ging es so!
Mein Arzt ist absolut klasse und hat schlichtweg Ahnung von einer einsatzbedingten PTBS und den Begleiterkrankungen. Nicht unbedingt Standard!
Heutzutage ist es nicht unüblich, seinen «shrink», also eine(n) Psycholog:in aufzusuchen.
Aber als harter Universal-Soldat?
Oh ja, dieser Schatten muss übersprungen werden. Es wäre fahrlässig gewesen, wenn ich es nicht getan hätte!
Ein Teil der Therapie ist die Traumabewältigung. Also was hat mich traumatisiert und wie schaffe ich es, damit «normal» umzugehen. Die dunklen Schatten zu sehen und zu akzeptieren.
Eine Art der Therapie ist EMDR – Eye Movement Desensitization and Reprocessing, was auf Deutsch «Desensibilisierung und Verarbeitung durch Augenbewegungen» bedeutet. Dr. Francine Shapiro (USA) hat diese Psychotherapieform zur Behandlung von Traumafolgestörungen Ende der 80er-Jahre entwickelt. (Quelle: emdria.de)
Eine krasse Form tatsächlich. Man ist regulär 90 Minuten

ununterbrochen in seiner traumatisierenden Situation! _100_
facing the dark side!
Die Idee dahinter ist, durch Augenbewegung die Traum-
phase im Schlaf zu simulieren. Um so das Gehirn zum Verarbeiten zu bringen und die traumatisierenden Erinnerungen in neutrale umzuwandeln.
Diese werden zwar immer dunkel bleiben, aber vielleicht
neutral sein, und ich kann dann darüber sprechen oder sie
«dabeihaben», mit gelinderter Symptomatik.
Nach der EMDR fühle ich mich erleichtert und unbeschwert. Allerdings monsterdurch und reif fürs Bett. Ten-
denziell insgesamt stiller.

Ich erinnere mich noch, was für ein tiefes Tal ich damals
durchschritt. Im Rückblick fällt mir aber auch auf, dass ich
in jener Zeit schon entschlossene Schritte unternahm. Am
11. Oktober postete ich einen Spendenaufruf für einen Assistenzhund.

Level: therapy – service dog
Ein Meilenstein auf meinem Weg muss die Unabhängigkeit
sein.
Darauf arbeite ich hin. Aber ganz alleine schaffe ich es
nicht!
Ein Assistenzhund wird mich bald begleiten und mir neue
Möglichkeiten eröffnen.
Einen passenden Träger zu finden, ist gar nicht so einfach.
Verschiedenste Konzepte, widersprüchliche Ansichten
und sogar Diffamierung haben mir am Anfang echt Bam-

mel gemacht. Ihr kennt so etwas sicherlich, der eine sagt so und der andere so. Extremst unbefriedigend und tatsächlich nervig!

Ich habe mich aber nicht entmutigen lassen, und am Ende ist es der gemeinnützige Verein @rehahunde_deutschland geworden. Ein stimmiges Konzept und die Spezialisierung auf einsatzbedingte PTBS sorgten für den entscheidenden Vorsprung gegenüber vielen anderen Konzepten.

Ganz wenige Träger in Deutschland teilen die Gedanken zur Vollausbildung. Der Hund wächst in Patenfamilien auf und lernt dort Familienbande kennen und auch schon den Grundgehorsam. Bis er dann in die Spezialausbildung geht und für meine Bedürfnisse ausgebildet wird.

Also Musterung, AGA, SGA, um im Anschluss in die neue Einheit versetzt zu werden.

Eine 24/7 Ausbildung ist, wie ihr euch vorstellen könnt, kostenintensiv, und die Heilfürsorge deckt derzeit einen Assistenzhund noch nicht ab. Deswegen starte ich ein Crowdfunding.

Bitte teilt, damit ich gemeinsam mit meinem Hund die Zukunft gestalten kann.

Im Jahr 2021 folgten keine weiteren Beiträge zu meinem Gesundheitszustand und überhaupt nur noch drei Postings bis zum 6. März 2022. Im März dann gab ich meinen Lesern ein Update, das erstmals wieder mehr Licht als Schatten enthielt. Ein kurzer und erfreulich optimistischer Beitrag:

Level: therapy – exposition
Ich wollte euch nur kurz sagen, dass es mir gut geht!
Ab nächster Woche wird es noch ein wenig krasser. Ich stelle mich meinen Ängsten und beginne mit einer Konfrontationstherapie.
Bleibt nicht stehen, legt euch nicht hin, lasst euch nicht fallen.
Kommt gut in die Woche!

Wiederum vergingen fast drei Monate, bis ich mich erneut zu meiner Erkrankung äußerte, auch diesmal sehr positiv:

Level: Blick frei geradeaus!
Hey in die Runde!
Mit großen Schritten geht's voran, meine Therapie funktioniert großartig, und ich schmiede Pläne!
Ein kleiner Teil von euch hielt mir stets die Treue, und dafür danke ich sehr!
Bald tun sich große Dinge, also stay tuned 😊 😶

In all den Monaten, seit ich mich öffentlich zu meiner PTBS-Verwundung bekannt hatte, verfolgten und kommentierten viele Menschen meinen Weg, und ich muss noch einmal betonen, wie ermutigend fast alle Reaktionen ausfielen. Die Angst vor dem, «was die Leute sagen», ist oft eine der größten Hemmungen für Erkrankte. Dabei ist sie meist unbegründet. Die meisten Menschen sind erstaunlich empathisch, ganz anders, als man es in der oft toxischen Diskussionskultur im Internet erwarten würde.

Ich kann nur dazu ermutigen, diesen Schritt zu gehen. Solidaritätsbekundungen stärken die Betroffenen ungemein und bauen sie auf. Von daher ist der Schritt an die Öffentlichkeit im Zweifel sogar ein wichtiger für den eigenen Heilungsprozess – wobei das natürlich immer auch eine Frage der eigenen Mentalität ist. Niemand muss zwingend den Weg gehen, den ich gegangen bin. Aber mir hat es geholfen, reinen Tisch zu machen, und ich vermute, vielen anderen würde es auch guttun, ihr Geheimnis nicht mehr allein tragen zu müssen. Denn PTBS ist eine Krankheit, die umso mehr Macht über einen gewinnt, je mehr sie einen sozial isolieren kann.

Ich wählte damals – und tue es weiterhin – meinen Instagram-Account, weil ich darüber viele Menschen erreichen kann. Zumal es die Möglichkeit gibt, Postings als Leser zu teilen und weiterzuempfehlen. Als ich mich mit meinem Anliegen an die Öffentlichkeit traute, hatte ich alle Ängste vor diesem Schritt schon hinter mir gelassen. Meine Haltung war, dass es nicht mein Problem ist, wenn jemand sich an meinen Beiträgen stört oder findet, sie seien zu privat. Für mich war es wichtig, und allein das zählte.

Der von mir zu diesem Anlass geschaffene Hashtag «#RausausderSchlammzone» sorgte hier und da für leichte Irritation, da angenommen wurde, ich wollte «#RausausderSchamzone» schreiben. Sicherlich hätte auch dieser Hashtag seine Berechtigung gehabt, da falsche Scham ein entscheidendes Hindernis auf dem Weg zur Heilung ist. Viele Erkrankte machen sich Vorwürfe, weil sie nicht mehr richtig funktionieren. Aber «Schlammzone» ist kein Fehler, sondern eine bewusste Formulierung. Die Idee dahinter hat einen starken Bundeswehrbezug, den viele Instagram-Nutzer vielleicht nicht sofort verstehen. Ich spiele damit auf Übungen an, vor allem in der Zeit des Grundwehrdienstes, bei denen die Soldaten durch Schlamm und Pfützen gleiten. Der Hashtag soll dazu ermutigen, nicht im Dreck liegen zu bleiben, sondern wieder aufzustehen und weiterzumachen.

Ich gebe auch weiterhin Zwischenstände zu meiner Entwicklung durch und merke, das mir die dabei nötige Auseinandersetzung mit meiner Verwundung hilft, mir gemachte oder auch nicht gemachte Fortschritte bewusst zu machen. Wenn man so will, führe ich hier ein digitales Tagebuch oder einen Tagebuchersatz. Oft unterlege ich die Postings mit Videos und Musik, was an Interessen anknüpft, die ich schon als Jugendlicher hatte, als ich kurzzeitig von einer Zukunft als DJ träumte. Für mich bieten die sozialen Netzwerke eine ideale Möglichkeit, über meinen Krankheitsverlauf zu berichten und zugleich die Kontrolle über die Situation nicht zu verlieren.

Auch wenn es in diesem Bereich erhebliche Fortschritte gab, ist es doch immer noch so, dass wie aus heiterem Himmel Situationen auftreten können, die eine erhebliche Flashback-Gefahr mit sich bringen. Auslöser können Gebäude sein ebenso wie Geräusche oder Gegenstände. Um an dieser Stelle noch einen Schwenk zur Perfidie dieser Krankheit zu machen: Ich erinnere mich, dass mich der zeitweilige Verlust gewisser Fähigkeiten nicht besonders alarmiert hat. Die Psyche verbündet sich in so einem Fall mit der Krankheit und sorgt dafür, dass man eine solche Entwicklung hinnimmt. Jeder wird schließlich älter, und da lassen eben viele Fähigkeiten nach. So erklärte ich mir zum Beispiel, warum meine Motorik in jener Zeit nicht mehr reichte, um im Haus eine störende Fliege mit der Hand zu fangen. Ich war einfach zu langsam, aber meine Psyche sagte mir, dass das kein Grund zur Sorge sei. Erst in der Therapie wurde mir bewusst, dass ich mir da auf eine selbstzerstörerische Weise etwas vorgemacht hatte.

Noch einmal zurück zu Bundeswehr: Insgesamt fällt mein Urteil also gemischt aus. Ich bin dankbar für die Hilfe, die ich erhalte, doch ich habe auch erfahren, wie oft Erkrankte gerade in der ersten Phase mit ihren Sorgen und Ängsten alleingelassen werden. Ich habe schon von den Lotsen erzählt, von denen es mehr geben müsste und die vor allem in Vollzeit ihrer Arbeit nachgehen sollten. Persönlich könnte ich mir sehr gut vorstellen, eines Tages bei der Bundeswehr genau eine solche Tätigkeit zu übernehmen. Das ist noch Zukunftsmusik, da ich mich noch nicht wieder in der Lage sehe, eine so kraftzehrende Aufgabe zu übernehmen. Da ich aber viel von der Einstellung halte, Dinge, mit denen man nicht zufrieden ist, selbst zu ändern, und der Lotse eine viel prägendere Rolle spielen sollte, werde ich an dieser Idee festhalten.

Davon abgesehen, will ich weiterhin all jenen Mut machen, die sich aus Scham oder Überforderung nicht trauen, ihre Erkrankung behandeln zu lassen. Und ich will weiter Druck machen, damit die Bundeswehr in allen ihren Abläufen den Aspekt der psychischen Verwundungen stärker berücksichtigt und das eigene Personal bis zu den Führungskräften hinauf regelmäßig schult. Nur so können Betroffene davon ausgehen, nicht auf Unverständnis zu stoßen, wenn sie sich endlich offenbaren.

Wie all das in anderen Einrichtungen gehandhabt wird, kann ich nicht genau sagen. Aber ich weiß, dass etwa die «Blaulichtorganisationen» Polizei, Feuerwehr und Rettungskräfte ein Netzwerk betreiben, in das auch zivile Träger eingebunden sind. Dass bei solchen Berufen, deren Angehörige ein erhöhtes Risiko haben, traumatisierende Ereignisse zu erleben, auf eine entsprechende Infrastruktur geachtet wird, ist wichtig.

Zugleich darf nicht der Fehler gemacht werden, die PTBS-Gefahr nur dort zu vermuten, wo Menschen Extremsituationen erleben, die im Alltag oder in anderen Berufen nicht vorkommen. Diese Einschätzung wäre so falsch wie die Annahme, dass sich nur Extremsportler Knochenbrüche zuziehen, weil sie ein deutlich erhöhtes Risiko einer Verletzung eingehen. Wir wissen, dass es in Wahrheit schon reichen kann, auf dem Bürgersteig unglücklich umzuknicken, um sich etwas zu brechen. So ist es auch mit PTBS. Grundsätzlich kann jeder daran erkranken, auch wenn die Krankheitsfälle sich rund um Ereignisse häufen, die weit außerhalb des normalen Alltags liegen. Feuerinfernos für die Feuerwehr, der Selbstmord einer Mutter für Rettungssanitäter, das Schießen auf einen Verdächtigen bei der Polizei. Jeder dieser Berufe bringt sein eigenes Extrempotenzial mit. Aber auch der Alltag von Menschen kann von einem Moment zum nächsten aus den Fugen geraten. Durch einen schweren Fahrradunfall, durch den Tod der Großmutter, durch eine schmerzhafte Trennung, einen Raubüberfall und so weiter.

Wo extreme emotionale Stresssituationen auftreten, gibt es immer auch ein erhöhtes Risiko, an PTBS zu erkranken.

Umso wichtiger ist es, die Zeichen zu erkennen und dann auch bereit zu sein, sich helfen zu lassen. Die PTBS zieht einen bedeutenden Teil ihrer zerstörerischen Kraft aus der Scham, die den Betroffenen daran hindert, sich zu ihr zu bekennen. Wenn ihr dieser Vorteil genommen wird, verliert sie ihre stärkste Waffe, nämlich die Zeit. Die drei Jahre, in denen ich es nicht geschafft habe, mir meine Verwundung einzugestehen, haben einen hohen Tribut gekostet, da in all der Zeit die Krankheit ungehindert voranschreiten konnte. Irgendwann traten auch körperliche Probleme auf, davon habe ich berichtet. Was mir passiert ist, kann ich nicht ändern, aber ich möchte meinen Beitrag dazu leisten, dass es anderen nicht passiert. Von daher bin ich stolz darauf, als erster noch aktiver Soldat meine PTBS-Erkrankung öffentlich gemacht zu haben – was in der Bundeswehr bei Weitem nicht jedem gefiel – und damit Aufmerksamkeit auf eine Krankheit zu lenken, die am besten im Verborgenen gedeiht.

GOLF

INS OFFENE

Es ist nicht immer leicht zu sagen, was im Heilungsprozess tatsächlich hilft und was nur scheinbar.
Heilung ist schließlich ein komplexer Vorgang. Definitiv
wichtig war aber mein Antidepressivum. Ich sage das auch
deswegen in aller Deutlichkeit, weil es gerade rund um die
Einnahme von Psychopharmaka immer noch zu viele Vorurteile gibt. Ich hatte sie auch und fürchtete, dass ich durch
die Einnahme zu einer Art Zombie werde und den Kontakt
zu meinen eigenen Gefühlen verliere. Eine Furcht, die schon
allein deswegen absurd war, weil ich genau diesen Kontakt
ja längst verloren hatte. Die Tabletten sollten mir gerade
helfen, wieder mehr fühlen zu können, und das haben sie
geschafft.

Dass ich überhaupt wegen Depressionen behandelt

werden musste, liegt daran, dass PTBS nie alleine kommt. Eigentlich müsste es «PTBS+1» heißen, denn mit dieser Erkrankung geht immer mindestens eine weitere einher. Oft ist es eine Depression, wie bei mir. Darum nahm ich also die Tabletten, und ich bin froh, mich nach einigem Zögern schließlich dafür entschieden zu haben.

Auch wenn die Schauergeschichten nicht stimmen, die über Antidepressiva die Runde machen, handelt es sich doch um starke Medikamente mit entsprechenden Nebenwirkungen. So kann etwa die Libido darunter leiden, und bei manchen Patienten treten Herz-Rhythmus-Störungen auf, woraufhin die Dosis angepasst oder das Medikament ganz abgesetzt werden muss. In meinem Fall war es ein permanentes Hungergefühl. Im Laufe der Zeit gelang es mir, mich recht gut daran zu gewöhnen, aber da will ich niemandem etwas vormachen, so eine Nebenwirkung ist belastend.

Der Erfolg der Behandlung mit dem Medikament war diese Unannehmlichkeit allerdings wert. Für mich gehörte dieser Erfolg zu den Eisbrecher-Momenten, und ich nahm die Tabletten eher zu lange als zu kurz, weil ich von ihrer Wirkung überzeugt war. Zu den Dingen, die ich der medikamentösen Behandlung verdanke, gehört zuallererst ein erneuter Kontakt und Zugang zu meinem Gefühlsleben. Vielleicht fühle ich noch nicht wieder in der vollen Tiefe, aber doch schon so viel, dass es mein Leben merklich bereichert. Ich kann wieder lachen und erkenne Wortwitz. In den dunkelsten Zeiten meiner Erkrankung nahm ich Worte nur noch auf der reinen Informationsebene auf. Ich genieße lustige Momente mit unseren Kindern, ich bin gegenüber meiner

Frau empfindsamer und nicht mehr so gefühlskalt, wie ich es zwischendurch war. Ich bin insgesamt emotional wieder viel stärker am Leben beteiligt. Manchmal sogar mehr als vor meiner PTBS-Diagnose. Wenn ich heute zum Beispiel Geschichten über Geschwister höre, die sich nach vielen Jahren wiedersehen, kann ich die Tränen nicht zurückhalten. Aber vielleicht wird man dafür auch einfach so anfälliger, wenn man älter wird. Das alles sind jedenfalls Fortschritte und Durchbrüche, die ich den Medikamenten verdanke. Ja, Nebenwirkungen gibt es. Aber die eigentliche Wirkung eben auch – und die wiegt die möglichen Nachteile mehr als auf, wie ich finde.

Noch vor den Psychopharmaka aber war meine Frau die wichtigste Stütze. Meine Frau und unsere kleine Familie, ohne die ich womöglich nicht die Kraft aufgebracht hätte, endlich der PTBS die Stirn zu bieten. Viele Erkrankte flüchten in dieser oft ausweglos erscheinenden Situation in Drogen und Alkohol. Zu einer Flasche Wein am Abend, um sich zu beruhigen, kommt bald schon eine am Mittag und schließlich auch eine am Morgen, um überhaupt aus dem Bett zu kommen, während die ganze Zeit oder ab einem gewissen Punkt noch andere Drogen hinzukommen können. So gerät der Betroffene immer mehr in einen selbstzerstörerischen Strudel. Gerade bei jungen Soldaten ist diese Gefahr gegeben, da sie oft weder in einer gefestigten Beziehung sind noch Kinder haben. Wer ungebunden ist, hat wenige äußere Anreize, sich helfen zu lassen, und das durch die Krankheit herabgesetzte Selbstwertgefühl verringert zusätzlich die Bereitschaft zur Selbsthilfe. Eine Familie und ein stabiles soziales Umfeld sind nicht zu ersetzende Vorteile, wenn das Leben einen in eine tiefe Krise stürzt. Zugleich ist es für diese engsten Menschen sehr belastend, wenn der Erkrankte unter Gereiztheit, Niedergeschlagenheit und Gleichgültigkeit leidet und ein Verhalten zeigt, das man von ihm so bisher nicht kannte.

Nicht zuletzt hilft mir meine Therapeutin. Ich gehe zu ihr, wie gesagt, nur noch unregelmäßig – was den Erfolg unserer Arbeit beweist. Es ist ein beruhigendes Gefühl zu wissen, dass ich sie jederzeit anrufen kann. Dass sie mein Telefonjoker in Seelenfragen ist.

Und dann gibt es noch eine weitere Hilfe. Sie heißt Byrdie und ist eine Labradorhündin. Seit dem Sommer 2023 begleitet sie mich durchs Leben. Sie ist darauf konditioniert, nervöses Verhalten bei mir zu erkennen und mich dann so sehr abzulenken, dass ich erst gar nicht in den Flashback-Tunnel gerate. Mein Körper sendet in einer solchen Situation Warnsignale. Ich balle etwa die Hände zu Fäusten und löse sie dann wieder. Mein Körper spannt sich dabei an, was Byrdie vor jedem anderen erkennt. Mich eingeschlossen. Es ist kaum zu fassen, was für begabte und aufmerksame «Körperleser» diese Hunde sind. Byrdie ist es dann auch, der mich in so einem Moment zu beruhigen versucht. Könnte er sprechen, würde er wohl so etwas sagen wie: «Junge, entspann dich, alles wird gut!» Sobald er Warnsignale an mir bemerkt, findet praktisch ein Wettkampf zwischen ihm und den vergifteten Erinnerungen darum statt, wer meine Aufmerksamkeit auf sich ziehen kann – und glücklicherweise sind die Fellnasen in dieser Disziplin kaum zu schlagen.

Auch wenn nichts an einer PTBS schön ist, ist es doch die Gesellschaft dieser treuen Seele.

Byrdie ist übrigens ein zertifizierter Assistenzhund nach § 12e Behindertengleichstellungsgesetz, nicht einfach nur ein Therapiehund. Für Außenstehende mag es klingen, als wäre das egal, ist es aber nicht. Einen Assistenzhund nur Therapiehund zu nennen, wäre in etwa so, als würde man einen Porsche einen Golf nennen, nur weil beides Autos sind. Assistenzhunde leisten noch erheblich mehr als reine Therapiehunde (die außerdem von Therapeuten und nicht von Betroffenen geführt werden), sie sind so etwas wie ein unbestechlicher Kumpel, der weiß, wann er zu deinem Besten eingreifen muss. Byrdie zieht in einer Flashback-Situation an der Leine und läuft zum Auto oder nach Hause, je nachdem, wo wir uns gerade befinden. Nur weg von dem Ort, an dem Herrchen offenbar gerade überfordert ist. Sie beobachtet mich und achtet auf jedes Indiz, auf Hände, die zu Fäusten geballt werden, auf knirschende Zähne oder eine versteifte Körperhaltung. All die Indizien, die bei mir eine Überforderung ankündigen.

Im vergangenen Jahr wurden wir in drei intensiven Teamtrainings von jeweils einer Woche miteinander bekannt gemacht und zu einem Team verschmolzen, zu einer sechsbeinigen Schicksalsgemeinschaft. Zuerst besuchte ich Byrdie bei Rehahunde Deutschland e. V., wo ich fünf Tage mit ihr verbrachte. Seit der Ausbildung an der Heron 1 hatte ich wohl nicht mehr so viele neue Begriffe zu lernen. Nur waren es damals englische Fachbegriffe und jetzt «Sitz», «Platz», «Bleib», «Decke», «Fuß», «Frei», «Hier», «Komm», «Schluss» und Ähnliches mehr. Jedes dieser Kommandos steht für eine Hilfestellung, die der Hund leisten soll. Die zweite Übungswoche verlief anders, denn nach der ersten hatte ich Byrdie mitnehmen können. Sie lebte also schon bei mir, bevor ein Hundetrainer kam und für den «Feinschliff» sorgte. Wir machten Übungen, bei denen der Hund endgültig darauf konditioniert wurde, wichtige Körpersignale von mir zu bemerken und entsprechend zu reagieren. Das war dann schon eher richtiger Unterricht und zum Teil etwas anstrengend, aber notwendig und erfolgreich. Nach dieser zweiten Übungsphase wurden in einer dritten die erlernten Fähigkeiten noch mal geprüft und vertieft, womit die Ausbildung an ihren Abschluss kam.

Von diesem Zeitpunkt an gab es also diese Labradordame in meinem Leben, und sie bereicherte es sofort. In einer Broschüre zum Thema Assistenzhund, die «mein» ziviler Träger herausbringt, heißt es: «Tiere erreichen, was selbst Familienmitgliedern, Ärzten, Therapeuten und Freunden nicht vollständig gelingt. Als neues Teammitglied verschafft der Hund dem betroffenen Soldaten mehr Sicherheit im Alltag. Dazu ist durch den regelmäßigen Umgang mit dem Tier ein nachgewiesener stimmungsaufhellender Effekt zu verzeichnen. Besonders Hunde gelten als soziale Katalysatoren, wobei sie mit ihrer Anwesenheit die Hemmschwelle zur Kontaktaufnahme mit anderen Menschen herabsetzen und somit deutlich zur Teilhabe am gesellschaftlichen Leben beitragen.»

Und ja, das kann ich alles bestätigen. Nichts ist schlechter geworden durch den Hund, aber vieles besser. Es ist beeindruckend, was diese Begleiter leisten können und wie lange sie das schon tun. Ihre vermutlich erste Aufgabe bestand einst darin, als Ersthelfer in Erscheinung zu treten. Ab dem Ende des 19. Jahrhunderts machten sie sich auf die Suche nach verwundeten Soldaten an der Front, um dann durch Bellen auf diese hinzuweisen. Blindenhunde sind eine weitere Neuerung, die im beginnenden 20. Jahrhundert aufkam und sich während des Ersten Weltkriegs etablierte, als durch die moderne Kriegsführung immer mehr Erblindungen eintraten. Am bekanntesten dürfte aber wohl das Bild des Bernhardiners sein, der zu Hilfe eilt, wenn jemand in den Bergen verschüttet ist, und dabei immer eine Schnapsflasche um den Hals hängen hat. Übrigens ist diese Schnapsflasche zwar ein berühmtes Detail, aber trotzdem frei erfunden, sie gehörte nie zur Ausstattung eines Rettungshundes. So wie auch die Bernhardiner heute nicht mehr als Bergungshunde eingesetzt werden, was zum Teil mit der Überzüchtung dieser Rasse zu tun hat. Das ändert aber nichts an der Rolle, die Hunde generell als «bester Freund» des Menschen spielen, als dessen Ersthelfer, als vierbeiniger Seelsorger und als Ein-Tier-Streichelzoo.

Natürlich heißt das nicht, dass so ein tierischer Begleiter eine professionelle Unterstützung und Therapie ersetzt. Er ergänzt diese und hilft, Stabilität und Struktur in den Alltag zurückzubekommen. Aber er ist eben nur ein Teil einer ganzen Infrastruktur, die nötig ist, um die PTBS so gut es geht in den Griff zu bekommen. Ein Hund ersetzt nicht die Einnahme von Tabletten, und mit dem Einzug eines Tiers kann man nicht sofort die laufende Behandlung beim Psychologen einstellen. Was jedoch möglich ist und zur erhofften Wirkung gehört, ist eine spürbare Verbesserung der Lebensqualität, der emotionalen Stärke und der Belastbarkeit, was dann irgendwann sehr wohl zur Reduzierung oder Absetzung von Medikamenten oder der Beendigung einer Therapie führen kann.

Der Verein, von dem ich meine Byrdie habe, ist unter anderem auf Soldaten und Polizisten spezialisiert und hat bei diesen bestimmte Eigenheiten ausgemacht. Bei Soldaten liegt eine «erhöhte Wachsamkeit» vor, die sich aus dem jahrelangen Training und den Einsatzzeiten ergibt. Wenn der Abbau der dabei entstehenden Spannungen gestört ist, wie im Falle einer PTBS, wird die Nähe zu Fremden zu einer immer belastenderen Erfahrung. Das kann zum Rückzug aus der Öffentlichkeit führen. Um an dieser Stelle mit einem Assistenzhund eingreifen zu können, werden diese darauf trainiert, für Platz zu sorgen. Mein Hund legt sich beispielsweise auf Kommando hinter mir auf den Boden, wenn ich an der Supermarktkasse anstehe und den nächsten Kunden nicht unmittelbar in meinem Rücken wissen will.

In einer Broschüre von Rehahunde Deutschland wird erläutert, wie die Ausbildung eines Assistenzhunds abläuft. Weil ich das wichtig finde, möchte ich diese Erläuterungen hier zitieren: «Die Ausbildung des Hundes dauert ca. eineinhalb bis zwei Jahre, wenn man das Welpenalter mitrechnet. Bei älteren Hunden kann sich die Ausbildungszeit verkürzen. Welpen und Junghunde werden während ihrer ersten ca. zwölf Lebensmonate liebevoll in einer Patenfamilie aufgezogen und auf ihre spätere Aufgabe vorbereitet. Danach beginnt die Grundausbildung und im Anschluss daran eine

Spezialausbildung. Die Ausbildung jedes einzelnen Reha-Assistenzhundes richtet sich dabei individuell nach den Bedürfnissen des Soldaten und nach den Fähigkeiten des Hundes. Sie erfolgt erst, nachdem der Hund und der Soldat miteinander bekannt gemacht wurden und die Chemie stimmt. Im Endtraining ist es das Ziel, ein Team zu bilden und dem Soldaten zu zeigen, wie er mit dem ausgebildeten Hund umgehen muss. Dazu zählt zum Beispiel, die erlernten Kommandos abzurufen. Bestimmte Eigenschaften, die ein PTBS-Hund benötigt, muss der Hund mitbringen, diese können nicht antrainiert werden. Durch unsere sorgfältige Auswahl der zukünftigen Rehahunde sind wir in der Lage, seine natürliche Veranlagung individuell an die Bedürfnisse des Klienten anzupassen.»

Die Arbeit, die dieser Verein leistet, kann man nicht hoch genug einschätzen. Aber für den Staat ist auch ein Assistenzhund natürlich in erster Linie ein Verwaltungsakt, der unter «Hilfe nach Sozialgesetzbuch» fällt. Es ist darum aktuell und vermutlich auch in Zukunft unwahrscheinlich, dass die Kosten für eine solche Anschaffung übernommen werden. In meinem Fall beliefen sich die Gesamtkosten auf 28 000 Euro. Ich habe schon davon erzählt, dass Kameraden in Mali 14 000 Euro für mich gesammelt haben. Aber auch jeder Geldbetrag, der von so vielen tollen Menschen auf meiner Spendenseite im Internet eingezahlt wurde, erfüllt mich mit großer Dankbarkeit und Demut. Ohne all diese Unterstützer, von denen ich die meisten gar nicht persönlich kenne, wäre die Finanzierung ein Ding der Unmöglichkeit geblieben.

Ich denke, dass ich die PTBS heute gut im Griff habe. Das heißt nicht, dass sie weg ist. Das ist sie nicht, und das wird sie nie sein. PTBS ist in dieser Hinsicht wie eine Alkoholkrankheit, die einen im besten Falle zum trockenen Alkoholiker macht. So gesehen bin ich ein trockener PTBS-Erkrankter. Ich versuche die Momente zu minimieren, in denen die Krankheit mich niederschlägt, und bin froh, dass mir das gut gelingt. Selbst wenn sie die Oberhand gewinnt, bin ich heute besser in der Lage, die Situation zu überstehen, als vor meiner Behandlung.

Zugleich kann es immer zu unerwarteten Situationen kommen, die mich triggern. Nur ein Beispiel aus unserem Urlaub im letzten Jahr. Wir lagen in Dänemark am Strand und schauten bei strahlend blauem Himmel auf das Meer hinaus. Die Kinder bauten Sandburgen, zählten Steine oder sammelten Muscheln. Abgerundet wurde dieses Urlaubsidyll durch die ganzen Touristen, die auf den Dünen standen und ihre bunten Drachen in den Wind hielten. Oder auch nicht. Bei mir sorgten diese Drachen nämlich für zunehmende Unruhe. Genau genommen ein einziger, der immer wieder mit einem dumpfen Geräusch auf dem Boden aufschlug. Ich zwang mich, diese Situation durchzuhalten, und es gelang mir auch, aber an Entspannung war für mich in dieser Zeit nicht mehr zu denken.

PTBS hat die Tendenz, zu wachsen und sich mit anderen Teilen der Psyche zu verbrüdern. Mein Fall zeigt das sehr gut, denn die auslösende Verwundung erlitt ich in einer beinahe geräuschlosen Situation. Wir hören nichts, wenn wir über einem Ort kreisen, außer bei eingeschaltetem Funk. Dennoch geht für mich die Gefahr von Flashbacks heute meist von Geräuschen aus. Die PTBS hat also Assoziationsketten in meinem Kopf geknüpft (dafür, dass diese Krankheit einen sozial isoliert, ist sie selbst erstaunlich aktiv beim Kontakteknüpfen), die für die auslösende Situation keine Bedeutung hatten. Dadurch wirken auch andere Kriegserinnerungen so bedrohlich, als hätten sie zu meiner Verwundung beigetragen. Und auch sie können Flashbacks auslösen.

Aber an dieser Stelle soll es um die positiven Entwicklungen gehen. Tatsächlich bemerkte ich nach dem Beginn meiner Therapie schon bald die ersten Erfolge. Erfolge, die für andere Menschen schlicht Alltag heißen. Ich konnte wieder unter Menschen gehen. Ich konnte wieder einkaufen. Auch in Ruhe, nicht schnell in den Laden rein und noch schneller wieder raus. Ich besuchte auch wieder unser Outletcenter, das zu Beginn der Therapie noch der ultimative Endgegner war, der nun deutlich bezwingbarer wirkt, und mit meiner Familie das Legoland. Das alles ist mir nicht so leichtgefallen wie vor der Verwundung, gerade der Tag im Legoland brachte mich an meine Grenzen. Aber ich war da, und ich bin stolz darauf.

Solche Erfolge sind auch deswegen wichtig, weil PTBS sich im Schatten am wohlsten fühlt. Soziale Teilhabe ist das Gegenteil davon, und das Perfide ist, dass ebendiese Teilhabe in der Zeit der unbehandelten Erkrankung mehr und mehr verkümmert, oft ohne dass es dem Betroffenen auffällt. Die Wahrnehmung ist in dieser Phase so eingetrübt, dass man es selbst kaum wahrnimmt. Bevor ich in der Therapie meine Situation aufarbeitete, hatte ich kaum Gedanken daran verschwendet, wie es um mein Sozialleben steht. Erst während der Therapie wurde mir bewusst, was meine Frau Jessy und ich früher alles unternommen hatten und wie wenig davon übrig geblieben war. In dieser Phase empfand ich es auch als traurig, dass wir das alles nicht mehr machten, und das gehörte zu den wichtigen mentalen Wendepunkten in meiner Behandlung. Jetzt ging es darum, wieder auf ein Festival gehen zu können, wieder mit Freunden in einem Restaurant zu essen und wieder durch die Innenstadt zu bummeln. All diese Kleinigkeiten, die in der Summe ein Leben ausmachen.

Sich Fähigkeiten anzueignen, um mit schwierigen Situationen umzugehen, ist auch deswegen wichtig, weil diese Situationen nicht planbar sind. Sie werden immer wieder wie aus heiterem Himmel kommen. Wie bei den Drachen in Dänemark. Aber auch in einem Umfeld, das man für besonders sensibilisiert halten sollte, ist so etwas möglich.

Im August 2022 nahm ich für die Invictus Games 2023 an einem PR-Termin teil. Ich habe schon erwähnt, dass es sich dabei um einen Wettkampf von Kriegsversehrten handelt, der im jährlichen Wechsel in verschiedenen Ländern stattfindet. 2023 war Deutschland mit Düsseldorf an der Reihe. Als ich am Stadion ankam und dort auf die anderen Teilnehmer des PR-Termins traf, wurden wir vom Veranstalter gefragt, ob jemand von uns Probleme mit Alkohol hat, also (trockener) Alkoholiker ist. Ich fand es gut, dass hier so viel Rücksicht genommen wurde.

Kurz darauf stand ich als PTBS-Erkrankter im kaum beleuchteten Inneren des Stadions, während mir Kunstnebel die Sicht nahm und der Lärm der Umbaumaßnahmen und die Rufe der Bauarbeiter die entsprechende Geräuschkulisse dazu boten. Kurz darauf ging es in die Katakomben dieses schaurigen Ortes hinab, was mein angespanntes Nervensystem kein bisschen beruhigte. Hätte sich meine Psychologin eine Art Konfrontationstherapie-Parkour ausdenken wollen, hätte er genau so aussehen können.

Am Ende bewahrte mich ein anderer Soldat davor, in dieser Atmosphäre einen Flashback zu erleiden. Der Kamerad redete die ganze Zeit gut gelaunt auf mich ein und berichtete von den letzten Invictus Games in Den Haag. Offenbar empfand er es nicht weiter als störend, dass ich nie das Wort ergriff. Vielleicht hielt er mich für einen besonders aufmerksamen Zuhörer. Dass er mich in Wahrheit davon ablenkte, von den toxischen Bildern und Gefühlen überwältigt zu werden, die sich mir aufdrängten, wusste er nicht. Und darum auch nicht, was für einen großen Gefallen er mir tat.

Um noch einmal auf meinen Assistenzhund zurückzukommen: Byrdie hätte im Stadion gemerkt, dass der Kunstnebel und die Gesamtheit der Situation mich überfordern, und daraufhin meine Aufmerksamkeit auf sich gelenkt. Im Grunde hatte ich an diesem Tag in Düsseldorf einen Assistenzmenschen, auch wenn dieser nichts davon wusste, als er mir eine Anekdote aus seinem Leben nach der anderen erzählte.

Ich erwähne diesen Vorfall bei den Invictus Games, um zu zeigen, dass wirklich an jedem Ort Unvorhergesehenes eintreten kann. Menschen können immer unaufmerksam sein und nicht bemerken, dass ein für sie scheinbar harmloser Ort bei einem PTBS-Erkrankten Beklemmung hervorruft. Wenn das sogar den Veranstaltern eines Sportevents passiert, das sich an physisch und psychisch Verwundete wendet, kann das jedem passieren.

Wie soll es weitergehen? Am kompliziertesten stellt sich die Situation im Beruf dar. Ein richtiger Soldat bin ich ja nicht mehr, nachdem ich das über viele Jahre und Auslandseinsätze hinweg gerne und mit Stolz war. Ich kann nicht behaupten, dass das nicht frustrierend ist. Auch nagt es an mir, dass ich noch keine klare Perspektive habe, wie meine Rolle in den Streitkräften aussehen könnte, sobald ich wieder voll einsatzfähig bin. Natürlich kann ich nicht mehr an Auslandseinsätzen teilnehmen, aber was ich mir vorstellen könnte, davon habe ich schon erzählt, wäre die Arbeit als Lotse. Gerade PTBS-Verwundeten könnte ich in dieser Funktion zur Seite stehen und dazu beitragen, dass sie mit weniger Hürden in die Phase der Heilung übergehen.

Die Bundeswehr bietet für alle Phasen des Genesungsprozesses gut ausgebildete Experten, die allerdings in verschiedenen Einrichtungen tätig sind. Sie sind nicht gut miteinander verbunden, sondern existieren nebeneinander, und ihre Arbeit müsste viel besser aufeinander abgestimmt werden. Im Moment wirken sie wie eine Autowerkstatt, in der zwar alle Bauteile vorhanden sind, aber niemand so wirklich weiß, wo die Reifen gelagert sind, wo die Schrauben und wo die Lackfarben. Ein Beispiel: Das Bundeswehr-Sozialwerk vergibt an Soldaten und ihre Familien Reisegutscheine für Urlaube von wenigen Tagen bis zu zwei Wochen oder mehr. Die Länge hängt von verschiedenen Faktoren ab, von denen die Zahl der Auslandseinsätze einer sein kann und die Belastungen in der Familie ein anderer. Das ist großzügig und kann für eine entscheidende Phase des Kraftsammelns sorgen, dennoch ist diese Möglichkeit in der Truppe nahezu unbekannt. Die meisten erfahren davon nur, wenn sie mit dem Bundeswehr-Sozialdienst reden und es dabei zufällig zur Sprache kommt. Schon wieder ein hilfreiches Angebot, das eher versteckt wird als beworben. Dafür zu sorgen, dass Betroffene von solchen Angeboten erfahren, wäre auch eine Aufgabe, die mich reizen würde.

Man muss abwarten, wie sich das alles entwickelt. Bisher gibt es noch zu wenige Lotsen in Vollzeit. Ich hoffe, dass es immer mehr werden und ich einen Teil dazu beitragen kann. Insgesamt aber liegt meine berufliche Zukunft noch im Dunkeln. Es könnte auch sein, dass ich die Bundeswehr, meine Firma, verlassen werde, wenn ich mich fehl am Platz fühle und den Eindruck habe, keinen angemessenen Beitrag mehr leisten zu können. Natürlich bin ich dort sozial und finanziell abgesichert, aber das ist eben nicht alles.

Neben der Arbeit engagiere ich mich, wie schon erwähnt, mittlerweile auch in der Lokalpolitik. Vor mehreren Jahren wäre das für mich noch undenkbar gewesen, jetzt sehe ich hier die Perspektive, mich vielleicht einmal im politischen Rahmen mit dem Thema Inklusion zu beschäftigen. Aber das ist noch höchst theoretisch, und ich erwähne es nur, um die neue Bandbreite an Möglichkeiten anzudeuten, über die ich inzwischen wieder verfüge.

Wenn ich zurückblicke und mich frage, ob ich meine Zeit bei der Bundeswehr bereue, ist die Antwort: nein. Klar, ich war mehr als 1500 Tage im Einsatz, und das sind in der Summe über vier Jahre meines Lebens, die ich nicht mit meiner Frau und, später, meinen Kindern verbracht habe. Aber diesen Preis kannte ich, und lange zahlte ich ihn auch ohne Murren. Im Nachhinein war er vielleicht zu hoch, aber das lässt sich nicht mehr ändern, und ich bin niemand, der viel über das «Was wäre, wenn» nachdenkt.

Zumal mir diese Auslandseinsätze, zumindest vor 2017, viel gegeben haben. Die Kameradschaft, die sich im Einsatz entwickelt, ist ein schönes Gefühl, auch wenn sie sich nach Ende des Einsatzes verflüchtigt. Es gab auch viele wertvolle Erlebnisse. Etwa, als wir afghanischen Soldaten zu Hilfe kamen, die von Scharfschützen der Taliban angegriffen wurden und durch unsere Aufklärung lebend aus dieser Situation herauskamen. Oder wenn die Zusammenarbeit mit den Alliierten bei einem gemeinsamen Einsatz reibungslos funktionierte oder Kameraden sich persönlich für die erbrachte Luftunterstützung bedankten. Das sind tolle Momente gewesen, und es war auch lange ein großartiger Job. Nein, diese Zeit möchte ich grundsätzlich nicht missen.

Was ich dagegen nicht vermisse, ist die Anspannung während der Einsätze und die Ungewissheit, wenn eine Gefechtssituation unübersichtlich wurde und lange unklar blieb, von wo die Schüsse kommen. Diese Art von Stress und Adrenalin brauche ich nicht in meinem Leben, und ich brauchte sie nie.

Hat die Erkrankung meinen Blick auf die Welt verändert? Ja, mir ist aufgefallen, dass die meisten Dinge nicht so schlimm sind, wie wir glauben. Was eine gute Nachricht ist. Ich sage heute viel schneller Nein, wenn ich mit etwas nicht einverstanden bin. Außerdem stimmt der gerne belächelte Spruch «Carpe Diem» einfach. Nutze den Tag, mach etwas aus deinem Leben. Gönne dir auch mal was. Ich habe das zu lange nicht getan und hätte mich in dieser Zeit fast verloren. Mittlerweile gehe ich viel bewusster mit meiner Zeit um und habe den Wunsch nach Ordnung ein wenig dem nach Entspannung untergeordnet. Wir müssen nicht erst unser Haus mitsamt dem Garten fertig haben, bevor wir uns einen Urlaub gönnen können. Darum steht unser Wohnwagen mittlerweile wieder auf dem Campingplatz auf Römö, und wir versuchen, dort so oft wie möglich zu sein.

Wie geht es für mich weiter? Erst mal geht's darum, dass mein Leben wieder klare Routinen bekommt. Was das betrifft, bin ich durch unsere drei Kinder reichlich ausgelastet. Vor allem soll die Genesung weiter so erfolgreich vorangehen, damit ich ein guter und stabiler Vater und Ehemann sein kann. Wir haben, auch wegen meiner vielen Einsätze, vielleicht zu spät mit der Familienplanung begonnen und schließlich mit dem Tod unserer beiden ersten Kinder einen furchtbaren Schicksalsschlag erlitten. Heute füllen uns Miro, Ella und Sophie, die als Pflegekinder zu uns kamen, vollkommen aus, und wir genießen unser gemeinsames Leben in unserem eigenen Haus. Meine Erkrankung soll weiter in den Hintergrund rücken, wie ein Albtraum, den man immer seltener hat.

Ich war an einem sehr finsteren Ort, aber die Liebe zu meiner Frau (und vor allem ihre stoische Weigerung, von meiner Seite zu weichen), die Unterstützung der wenigen, aber dafür umso besseren Freunde und die Hilfe großartiger

Ärzte und Therapeuten halfen mir, mich zurück ins Licht zu kämpfen. Es war schwer, und der Weg wird nie abgeschlossen sein, aber ich habe heute wieder ein Maß an Lebensfreude, das ich über Jahre nicht mehr für möglich gehalten hatte. Ich hoffe, dass mein Beispiel anderen Mut machen kann, sich ebenfalls ihrer PTBS-Erkrankung zu stellen. Heute freue ich mich über alles, was ich mit meiner Familie erleben darf, und bin gespannt, was die Jahre bringen werden. So, und jetzt muss ich den Hund ausführen.